ENGLISH
AND
SPANISH

MEDICAL WORDS
AND PHRASES

Springhouse Corporation
Springhouse, Pennsylvania

Staff

Executive Director, Editorial
Stanley Loeb

Publisher
Minnie B. Rose, RN, BSN, MEd

Art Director
John Hubbard

Clinical Consultant
Maryann Foley, RN, BSN

Editors
Diane Labus
David Moreau

Copy Editor
Mary Hohenhaus Hardy

Designers
Stephanie Peters (associate art director)
Donald G. Knauss

Manufacturing
Deborah Meiris (director)
Anna Brindisi
T.A. Landis

Spanish Translation
Glafyra Ennis, PhD

Editorial Assistants
Louise Quinn
Betsy Snyder

Library of Congress Cataloging-in-Publication Data

English and Spanish medical words and phrases.
   p. cm.
  Includes index.
  ISBN 0-87434-540-5
1. Medicine—Dictionaries. 2. Spanish language—Dictionaries—English. 3. Spanish language—Conversation and phrasebooks (for medical personnel) I. Springhouse Corporation.
  [DNLM: 1. Medicine—terminology—Spanish. W15 E58 1994]
  IN PROCESS

610′.14—dc20
DNLM/DLC
for Library of Congress   93-8011
                            CIP

Contents

How to Use This Book

English and Spanish Medical Words and Phrases is a portable, quick-reference resource designed primarily for health care professionals whose principal language differs from the client's. Because of its handy format, it can be used by English speakers with Spanish-speaking clients or Spanish speakers with English-speaking clients. Featuring reliable translations for thousands of commonly used medical words and phrases, the book facilitates communication about and delivery of health care services.

Chapter 1 provides a brief overview of Spanish pronunciations and grammar (including nouns, pronouns, articles, possessives, contractions, prefixes and suffixes, comparisons, and spelling). It also provides the masculine, feminine, and plural forms of words, where applicable.

Subsequent chapters are arranged in a two-column format, with the English word or phrase in the left column and the Spanish equivalent in the right column, thereby providing quick and easy access to information.

Chapter 2 includes a wealth of information on commonly used terms and phrases, including greetings, general background information, days of the week, months and seasons of the year, holidays, numbers, units of time, colors, weights and measures, family members, anatomical terms, clothing, and hygiene supplies.

Chapter 3 discusses commonly ordered diagnostic tests, therapies, and treatments, including general therapies and treatments, equipment, laboratory tests, specialists, and medications.

Arranged according to body systems, Chapters 4 through 17 provide numerous questions and statements to guide the reader through a carefully conducted assessment of the client's health problems, medical history, family history, usual health patterns, and psychosocial considerations. Each chapter also provides pertinent information on developmental concerns affecting pediatric, adolescent, pregnant, and elderly clients, when appropriate.

Also included is a handy appendix of therapeutic drug classifications.

CHAPTER 1

PRONUNCIATION AND GRAMMAR

This chapter provides a quick review of pronunciation for letters of the Spanish alphabet, as well as some helpful tips on grammar and spelling.

OVERVIEW OF SPANISH PRONUNCIATION

A Similar to the **A** in **fA**ther

B Similar to the **B** in a**B**normal

C Similar to the English **C**; it is hard when it precedes A, O, or U (as in es**C**ape), soft when it precedes E or I (as in pa**C**e)

CH Similar to the **CH** in **CH**ild

CU Similar to the **QU** in **QU**estion

D Similar to the **D** in **D**ay when it is at the beginning of a word; similar to the **TH** in wi**TH** when it is in the middle of a word

E Similar to the **EY** in th**EY**; similar to the **E** in s**E**psis when it precedes a consonant in the same syllable

F Similar to the **F** in per**F**orate

G Similar to the **G** in **G**out when it precedes A, O, U, or a consonant; similar to the **H** in **H**ospital when it precedes E or I

H Always silent

I Similar to the **I** in sal**I**ne; similar to the **Y** in **Y**esterday when it precedes another vowel; similar to the **Y** in cr**Y** when it follows A; similar to **AY** in tr**AY** when it follows E; similar to **OY** in b**OY** when it follows O; similar to **UI** in s**UI**te when it follows U

J Similar to the **H** in **H**ospital

K Similar to the **K** in ma**K**eup

L Similar to the **L** in s**L**eep

LL Similar to the **LL** in mi**LL**ion and the **YE** in **YE**llow

M Similar to the **M** in ato**M**ic

N Similar to the **N** in lear**N**ing; similar to the **M** in co**M**a when it precedes B, P, or V; silent when it precedes M

Ñ Similar to the **NI** in o**NI**on

O Similar to the **O** in l**O**w

P   Similar to the **P** in s**P**it

Q   Similar to the **K** in **K**ey

R   Similar to the **TT** in bu**TT**er; always trilled

RR Always trilled

S   Similar to the **S** in ba**S**ement; similar to the **Z** in ra**Z**or when it precedes a consonant

T   Similar to the **T** in s**T**ent

U   Similar to the **U** in fl**U**; similar to the **W** in **W**ater when it precedes A, O, or U, silent if it precedes E or I; similar to **OW** in br**OW** when it follows A; similar to **U** in ac**U**te when it follows I

V   Same as the Spanish B; similar to the **B** in sa**B**le

X   Similar to the **X** in fle**X**; similar to the **S** in me**SS**age when it precedes a consonant

Y   Similar to the **Y** in bo**Y**friend; similar to **EE** in s**EE** when it is used to denote the word *and*

Z   Similar to the **S** in stati**S**tic

GRAMMAR AND USAGE TIPS

Nouns

Nouns in Spanish are either masculine or feminine.

- Most nouns ending in O or medical words ending in MA are masculine.
- Most nouns ending in A are feminine.

Exceptions to this rule include:

- *Mano* is always feminine.
- *Aura, día, cólera, herbicida, insecticida, pesticida, raticida, espermaticida,* and *vermicida* are always masculine.

Plurals

Words in Spanish are made plural by adding an S or ES to the end of the word.

- Add an S when the word ends in an unaccented vowel.
- Add an ES when the word ends in a consonant, Y, or accented vowel.

Pronouns

Pronouns in Spanish are either masculine or feminine. The *you* pronoun has two forms: familiar and formal.

- Singular forms
  I — yo
  You — tu (familiar)

You — usted (formal); abbreviated Vd.
He — él
She — ella

- Plural forms
  We — nosotros (masculine)
  We — nosotras (feminine)
  You — vosotros (familiar, masculine)
  You — vosotras (familiar, feminine)
  You — ustedes (formal); abbreviated Ud.
  They — ellos (masculine)
  They — ellas (feminine)

Articles and adjectives

The articles *the*, *a*, and *an* and the adjectives *this*, *that*, *these*, and *those* can be either masculine or feminine depending on the gender of the noun they modify. *That* and *those* also have different forms to denote distance.

- The
  la (feminine, singular)
  el (masculine, singular)
  las (feminine, plural)
  los (masculine, plural)

- A, an
  un (masculine)
  una (feminine)

- This
  este (masculine)
  esta (feminine)

- These
  estos (masculine)
  estas (feminine)

- That (near)
  ese (masculine)
  esa (feminine)

- Those (near)
  esos (masculine)
  esas (feminine)

- That (far)
  aquel (masculine)
  aquella (feminine)

- Those (far)
  aquellos (masculine)
  aquellas (feminine)

Possessives

Like the pronouns, the possessives used in Spanish are either masculine or feminine, singular or plural. *Your* also has two forms: familiar and formal.

- Singular forms
  - My — mi
  - Your — tu (familiar)
  - Your — vuestro (masculine, familiar)
  - Your — vuestra (feminine, familiar)
  - Your — su (formal)
  - His — su
  - Her — su
  - Our — nuestro (masculine)
  - Our — nuestra (feminine)
  - Their — su
- Plural forms
  - My — mis
  - Your — tus (familiar)
  - Your — vuestros (masculine, familiar)
  - Your — vuestras (feminine, familiar)
  - Your — sus (formal)
  - His — sus
  - Her — sus
  - Our — nuestros (masculine)
  - Our — nuestras (feminine)
  - Their — sus

Contractions

Two contractions are used in Spanish:
- to the — use *al*
- of the — use *del*

Prefixes and suffixes

Special prefixes and suffixes may be added to Spanish words to denote certain things.

- To denote the opposite meaning of the original word, add *des-* to the beginning of the word.
- To denote the diminutive, such as slight or less, use *-ito*.
- To denote the augmentative, such as very, use *-ísimo*.
- To make an adverb, add *-mente* to the feminine form of the adjective.
- To show TY, such as in quantity, add *-dad* to the end of the word.

- To show TY, such as in faculty, add -*tad* to the end of the word.
- To denote the location where something is made or sold, add -*éria* to the end of the word.
- To denote the person who makes or sells the object, add -*ero* to the end of the word.

Comparisons

When comparing things, use *que*. When comparing quantities, use *de*.

Spelling

Words in Spanish are spelled exactly as they sound. Usually, only three letters — C, L, and R — can be doubled.

CHAPTER 2

COMMONLY USED TERMS AND PHRASES

GREETINGS AND INTRODUCTIONS

Hello	¡Hola!
Good morning	Buenos días
Good afternoon	Buenas tardes
Good evening	Buenas noches
Come in please.	Pase Ud. por favor.
My name is _____.	Me llamo_____.
Who is the client?	¿Quién es el (la) cliente?
What is your name?	¿Cómo se llama Ud.?
It's nice to meet you.	Mucho gusto en conocerle.
How are you?	¿Cómo está Ud.?
I need you to sign this form.	Necesito que Ud. firme este formulario.
Please	Por favor
Thank you	Gracias
Yes	Sí
No	No
Maybe	Quizás *or* Tal vez
Sometimes	A veces
Never	Nunca
Always	Siempre
Date	Fecha
Signature	Firma
Good-bye	Hasta luego *or* Adios

GENERAL BACKGROUND INFORMATION

How are you feeling?	¿Cómo se siente Ud?
What time is it?	¿Qué horas son?
What day is it?	¿Qué día es hoy?
What is the date?	¿A qué fecha estamos?
Where are you?	¿Dónde está Ud.?
How old are you?	¿Cuántos años tiene Ud.?
Did you come alone?	¿Vino Ud. solo(a)?
Who brought you?	¿Quién le trajo?
Where were you born?	¿Dónde nació Ud.?
Where do you live?	¿Dónde vive Ud.?
What is your address?	¿Cuál es su dirección?
Do you live alone?	¿Vive Ud. solo(a)?

Who lives with you?
- Parents?
- Spouse?
- Children?
    Son?
    Daughter?
    Grandchildren?
- Mother?
- Father?
- Uncle?
- Aunt?
- Grandfather?
- Grandmother?
- Cousin?
- Friend?
- Other relative?

¿Quién vive con Ud.?
- ¿Sus padres?
- ¿Su esposo(a)?
- ¿Sus hijos?
    ¿Su hijo?
    ¿Su hija?
    Sus nietos?
- ¿Su madre?
- ¿Su padre?
- ¿Su tío?
- ¿Su tía?
- ¿Su abuelo?
- ¿Su abuela?
- ¿Su primo(a)?
- ¿Su amigo(a)?
- ¿Otro pariente?

Are you _____:
- Single?
- Married?
- Divorced?
- Widowed?
- Separated?

¿Es Ud. _____:
- ¿Soltero(a)?
- ¿Casado(a)?
- ¿Divorciado(a)?
- ¿Viudo(a)?
- ¿Separado(a)?

Do you have any children?
- How many?

¿Tiene Ud. hijos?
- ¿Cuántos?

Did you go to school?
- How many grades did you complete?

¿Asistió Ud. a la escuela?
- ¿Cuántos grados completó Ud.?

- Did you go to college?

• ¿Hizo Ud. estudios universitarios?

What is your religion?
- Baptist?
- Buddhist?
- Catholic?
- Christian Scientist?
- Congregationalist?
- Episcopalian?
- Evangelist?
- Hindu?
- Jehovah's Witness?
- Jewish?
- Lutheran?
- Methodist?
- Muslim?
- Presbyterian?
- Protestant?

¿Cuál es su religión?
• ¿Bautista?
• ¿Budista?
• ¿Católica?
• ¿Científico(a) cristiano(a)?
• ¿Congregacionalista?
• ¿Episcopalista?
• ¿Evangelista?
• ¿Hindú?
• ¿Testigo(a) de Jehová?
• ¿Judío(a)
• ¿Luterano(a)?
• ¿Metodista?
• ¿Musulmán (musulmana)?
• ¿Presbiteriano(a)?
• ¿Protestante?

Do you work outside the home?
- What type of work do you do?
  - Accountant?
  - Architect?
  - Banker?
  - Bus driver?

  - Businessperson?
  - Computer operator?

  - Designer?
  - Doctor?
  - Engineer?
  - Factory worker?
  - Farmer?
  - Lawyer?
  - Mechanic?
  - Salesperson?

  - Secretary?
  - Student?
  - Taxi driver?
  - Teacher?
  - Truck driver?
  - Waiter?
  - Waitress?
- Where do you work?

¿Traba Ud. fuera de casa?
• ¿Qué tipo de trabajo hace?
  ¿Contador(a)?
  ¿Arquitecto(a)?
  ¿Banquero(a)?
  ¿Conductor(a) de autobuses?
  ¿Persona de negocios?
  ¿Operador(a) de computadoras?
  ¿Diseñador(a)?
  ¿Doctor(a)?
  ¿Ingeniero(a)?
  ¿Obrero(a) en una fábrica?
  ¿Campesino(a)?
  ¿Abogado?
  ¿Mecánico?
  ¿Vendedor(a)? or ¿Dependiente?
  ¿Secretario(a)?
  ¿Estudiante?
  ¿Chofer de taxi?
  ¿Maestro(a)?
  ¿Camionero?
  ¿Camarero?
  ¿Camarera?
• ¿Dónde trabaja Ud.?

- Do you have any hobbies?
- Movies?
- Music?
- Painting?
- Photography?
- Reading?
- Sewing?
- Sports?
  - Baseball?
  - Basketball?
  - Football?
  - Golf?
  - Hockey?
  - Running?
  - Soccer?
  - Tennis?
- Theater?

- ¿Tiene Ud. pasatiempos favoritos?
- ¿Cine?
- ¿Música?
- ¿Arte?
- ¿Fotografía?
- ¿Leer?
- ¿Cocer?
- ¿Deportes?
  - ¿Béisbol?
  - ¿Baloncesta?
  - ¿Fútbol americano?
  - ¿Golf?
  - ¿Hockey?
  - ¿Correr?
  - ¿Fútbol?
  - ¿Tenis?
- ¿Teatro?

DAYS OF THE WEEK

Monday	Lunes
Tuesday	Martes
Wednesday	Miércoles
Thursday	Jueves
Friday	Viernes
Saturday	Sábado
Sunday	Domingo

MONTHS OF THE YEAR

January	Enero
February	Febrero
March	Marzo
April	Abril
May	Mayo
June	Junio
July	Julio
August	Agosto
September	Septiembre

October	Octubre
November	Noviembre
December	Diciembre

SEASONS OF THE YEAR

Spring	La primavera
Summer	El verano
Fall	El otoño
Winter	El invierno

HOLIDAYS

New Year's Day	El día de Año Nuevo
Valentine's Day	Día de San Valentín or Día de los enamorados
Passover	Pascua de los hebreos
Ash Wednesday	Miércoles de ceniza
Good Friday	Viernes Santo
Easter	Pascua de Resurrección
Memorial Day	Día de comemoración de los Caídos
Fourth of July	El cuatro de julio
Labor Day	El día del trabajo
Rosh Hashanah	Rosh Hashanah
Yom Kippur	Yom kipur
Halloween	Vispera de Todos Santos
Thanksgiving	Día de acción de gracias
Hanukkah	Hanukkah
Christmas	Día de Navidad
Anniversary	Aniversario
Birthday	Cumpleaños

CARDINAL NUMBERS

1	Uno
2	Dos

3	Tres
4	Cuatro
5	Cinco
6	Seis
7	Siete
8	Ocho
9	Nueve
10	Diez
11	Once
12	Doce
13	Trece
14	Catorce
15	Quince
16	Diez y seis
17	Diez y siete
18	Diez y ocho
19	Diez y nueve
20	Veinte
21	Veintiuno
22	Veintidós
23	Veintitrés
24	Veinticuatro
25	Veinticinco
30	Treinta
40	Cuarenta
50	Cincuenta
60	Sesenta
70	Setenta
80	Ochenta
90	Noventa
100	Cien
1,000	Mil
10,000	Diez mil

| 100,000 | Cien mil |
| 100,000,000 | Cien millones |

ORDINAL NUMBERS

First	Primero(a)
Second	Segundo(a)
Third	Tercero(a)
Fourth	Cuarto(a)
Fifth	Quinto(a)
Sixth	Sexto(a)
Seventh	Séptimo(a)
Eighth	Octavo(a)
Ninth	Noveno(a)
Tenth	Décimo diez (in dates)
Eleventh	Once
Twelfth	Doce
Thirteenth	Trece

TIME EXPRESSIONS

Second	Segundo
Minute	Minuto
Fifteen minutes	Quince minutos
Thirty minutes	Treinta minutos
Hour	Hora
In the morning	Por la mañana
At noon	Al medio día
In the afternoon	Por la tarde
In the evening	Por la noche
At midnight	A media noche
What time is it?	¿Qué hora es? *or* ¿Qué horas son?

MEALS

Breakfast	El desayuno
Lunch	El almuerzo
Mid-afternoon snack	Bocadillo a media tarde
Dinner	La cena
Bedtime snack	Bocadillo a la hora de acostarse

COLORS

Black	Negro
Blue	Azul
Brown	Pardo *or* castaño
Gray	Gris
Green	Verde
Orange	Anaranjado *or* color naranja
Pink	Rosado
Purple	Morado
Red	Rojo
White	Blanco
Yellow	Amarillo

ANTONYMS

Alive/Dead	Vivo/Muerto
Better/Worse	Mejor/Peor
Central/Peripheral	Central/Periférico
Dark/Light	Oscuro/Claro
Fat/Thin	Gordo/Delgado
Flat/Raised	Plano/En relieve
Healthy/Sick	Saludable/Enfermizo
Heavy/Light	Pesado/Ligero
High/Low	Alto/Bajo
Hot/Cold	Caliente/Frío
Large/Small	Grande/Pequeño

Long (length)/Short (length)	Larga (longitud)/Corta (longitud)
Loud/Soft	Fuerte/Suave
Many/Few	Muchos/Pocos
Open/Closed	Abierto/Cerrado
Painful/Painless	Doloroso/Indoloro
Regular/Irregular	Regular/Irregular
Smooth/Rough	Liso/Áspero
Soft/Hard	Blando/Duro
Sweet/Sour	Dulce/Agrio
Symmetric/Asymmetric	Simétrico/Asimétrico
Tall (height)/Short (height)	Alto(estatura)/Bajo (estatura)
Thick/Thin	Grueso/Fino
Weak/Strong	Débil/Fuerte
Wet/Dry	Mojado/Seco

WEIGHTS AND MEASURES

Centimeter	Centímetro
Circumference	Circumferencia
Cubic centimeter	Centímetro cúbico
Deciliter	Decilitro
Depth	Profundidad
Gram	Gramo
Height	Altitud
Kilogram	Kilo
Length	Longitud
Liter	Litro
Meter	Metro
Microgram	Microgramo
Milligram	Miligramo
Milliliter	Mililitro
Millimeter	Milímetro
Tablespoon	Cucharada
Teaspoon	Cucharadita

Volume	Volumen
Weight	Peso
Width	Anchura

ANATOMICAL TERMS

Abdomen	Abdomen *or* vientre
Ankle	Tobillo
Arm	Brazo
Back	Espalda
Buttocks	Nalgas
Calf	Pantorrilla
Chest	Pecho
Ear	Oreja
Elbow	Codo
Eye	Ojo
Face	Cara
Finger	Dedo de la mano
Foot	Pie
Groin	Ingle
Hair	Cabello *or* pelo
Hand	Mano
Head	Cabeza
Heel	Talón
Hip	Cadera
Knee	Rodilla
Leg	Pierna
Lip	Labio
Mouth	Boca
Neck	Cuello
Nose	Nariz
Shin	Espinilla de la pierna
Shoulder	Hombro
Thigh	Muslo

Throat	Garganta
Toe	Dedo del pie
Tongue	Lengua
Tooth	Diente
Wrist	Muñeca

CLOTHING

Coat	Abrigo
Dress	Vestido
Hat	Sombrero
Pajamas	Piyamas *or* pijamas
Robe	Bata
Shirt	Camisa
Shoes	Zapatos
Skirt	Falda
Slippers	Pantuflas
Socks	Calcetines
Stockings	Medias
Trousers	Pantalones
Underwear	Ropa interior

HYGIENE SUPPLIES

Blanket	Manta
Brush	Zepillo
Comb	Peine
Deodorant	Desodorante
Lotion	Loción
Mouthwash	Enjuague para la boca
Pillow	Almohada
Pillow case	Funda de almohada
Razor	Navaja de afeitar
Sanitary napkin	Toalla sanitaria
Shampoo	Champú

Shaving cream	Crema de afeitar
Sheet	Sábana
Soap	Jabón
Tampon	Tampón
Toothbrush	Zepillo de dientes
Toothpaste	Pasta de dientes
Towel	Toalla
Washcloth	Paño para lavarse la cara o el cuerpo
Water	Agua

CHAPTER 3

COMMON DIAGNOSTIC TESTS, THERAPIES, AND TREATMENTS

GENERAL THERAPIES AND TREATMENTS

Instructions	Instrucciones
Bend over backward.	Inclínese Ud. hacia atrás.
Bend over forward.	Inclínese Ud. hacia adelante.
Don't talk.	No hable Ud.
Lean backward.	Recuéstese Ud.
Lean forward.	Inclínese Ud. hacia adelante.
Lie down.	Siéntese Ud.
Lie on your back.	Acuéstese Ud. boca arriba.
Lie on your side. • Left side • Right side	Acuéstese Ud. de lado. • Lado izquierdo • Lado derecho
Lie on your stomach.	Acuéstese Ud. boca abajo.
Roll over.	Dé Ud. una vuelta.
Say AAHH.	Diga Ud. AAAA.
Sit down.	Siéntese Ud.
Sit up.	Enderécese Ud.
Stand up.	Póngase Ud. de pie.
Turn to the side.	Voltéese Ud. hacia un lado.
Whisper.	Murmure Ud.

Examinations	Reconocimientos

I'm going to examine your:
• Skin
  Hair
  Nails
• Head and neck
	Le voy a reconocer:
	• La piel
	  El cabello
	  Las uñas
	• La cabeza y el cuello

Head	La cabeza
Nose	La nariz
Mouth	La boca
Throat	La garganta
Neck	El cuello
• Eyes	• Los ojos
• Ears	• Las orejas
• Respiratory system	• El sistema respiratorio
Chest	El pecho
Lungs	Los pulmones
• Cardiovascular system	• El sistema cardiovascular
Heart	El corazón
Pulses	Los pulsos
• Gastrointestinal system	• El sistema gastrointestinal
Abdomen	El abdomen
Rectum	El recto
• Urinary system	• El sistema urinario
Bladder	La vejiga
Kidneys	Los riñones
• Reproductive system	• El sistema reproductor
Breasts	La mama *or* los senos
Pelvis	La pelvis
Penis	El pene
Testicles	Los testículos
• Nervous system	• El sistema nervioso
Reflexes	Los reflejos
• Musculoskeletal system	• El sistema musculosquelético
Arms	Los brazoz
Legs	Las piernas
• Immune system	• El sistema inmune
• Endocrine system	• El sistema endocrino

I'm going to take your vital signs.
- Blood pressure
- Pulse
- Respirations
- Temperature

Voy a tomarle a Ud. los signos vitales.
- La presión sanguínea
- El pulso
- La respiración
- La temperatura

I'm going to take a blood sample.

Voy a tomarle a Ud. una muestra de sangre.

You need to provide a urine specimen.

Tiene Ud. que darnos un espécimen de orina.

I'm going to inspect your_____

Le voy a inspeccionar_____

I'm going to auscultate your_____

Le voy a auscultar_____

I'm going to palpate your_____	Le voy a palpar_____
I'm going to percuss your_____	Le voy a percutir_____
Are you comfortable?	¿Está Ud. confortable?
Does this hurt?	¿Le duele a Ud.?
Where does it hurt?	¿Dónde le duele a Ud.?

EQUIPMENT

Measuring tape	Cinta para medir
Ophthalmoscope	Oftalmoscopio
Otoscope	Otoscopio
Penlight	Linterna de bolsillo
Scale	Báscula
Sphygmomanometer	Esfigmomanómetro
Stethoscope	Estetoscopio
Syringe	Jeringa
Thermometer	Termómetro
Tongue depressor	Depresor de lengua
Tuning fork	Diapasón
Vaginal speculum	Speculum para la vagina
Visual acuity chart	Gráfica de la acuidad visual

LABORATORY TESTS

General laboratory tests	Análisis de laboratorio en general
Biopsy	Biopsia
Blood test	Análisis de la sangre
Blood culture	Cultivo sanguíneo
Computed tomography	Tomografía computerizada
Endoscopy	Endoscopia
Magnetic resonance imaging	Formación de imágenes por resonancia magnética
Ultrasound	Ultrasonido

Urinalysis	Urinálisis
X-ray	Rayos X

Head and neck | Cabeza y cuello

Allergy tests	Análisis de alergia
Neck X-ray	Rayos X del cuello
Nose culture	Cultivo de la nariz
Skull X-ray	Rayos X del cráneo
Throat culture	Cultivo de la garganta

Eyes | Los ojos

Glaucoma test	Examen de glaucoma
Vision test	Examen de la vista

Ears | Las orejas

Hearing test	Examen de la audición

Respiratory system | El sistema respiratorio

Arterial blood gases	Gases de la sangre arterial
Bronchoscopy	Broncoscopia
Chest X-ray	Rayos X del tórax
Lung scan	Visualización del pulmón por ecos de ultrasonidos
Pulmonary function tests	Reconocimieno de la función pulmonar
Pulse oximetry	Oximetría del pulso

Cardiovascular system | El sistema cardiovascular

Arteriogram	Arteriograma

Blood test for:
• Cardiac enzymes
• Cholesterol
• Partial thromboplastin time

• Prothrombin time
• Triglycerides

Análisis de la sangre para:
• Encimas cardiacas
• Colesterol
• Tiempo de tromboplastina parcial

• Tiempo de protrombina
• Triglicéridos

Cardiac catheterization	Cateterismo cardiaco
Electrocardiogram	Electrocardiograma

Holter monitor	Monitor Holter
Stress test	Examen de estrés
Venogram	Venograma

Gastrointestinal system / Sistema gastrointestinal

Abdominal ultrasound	Ultrasonido abdominal
Barium enema	Enema de bario
Barium swallow	Tragar bario
Blood test for: • Amylase • Liver enzymes	Análisis de la sangre para: • Amilasa • Enzimas del higado
Cholangiogram	Colangiograma
Cholecystogram	Colecistograma
Colonoscopy	Colonoscopia
Gastric analysis	Análisis gástrico
Gastroscopy	Gastroscopia
Liver biopsy	Biopsia del higado
Sigmoidoscopy	Sigmoidoscopia
Spleen scan	Visualización del bazo por ecos de ultrasonidos
Stool culture	Cultivo de la defecación
Upper GI series	Serie gastrointestinal superior

Urinary system / Sistema urinario

Blood test for: • Blood urea nitrogen (BUN) • Creatinine • Electrolytes	Análisis de la sangre para: • Nitrogeno y urea sanguínea • Creatinina • Electrólitos
Cystoscopy	Cistoscopia
Intravenous pyelogram	Pielograma intravenoso
Renal biopsy	Cultivo renal
Retrograde pyelogram	Pielograma retrógrado
Urine culture	Cultivo de la orina

Reproductive system / Sistema reproductivo

Breast biopsy	Biopsia de la mama
Breast examination	Reconocimiento de los senos

Cervical biopsy	Biopsia cervical
Mammogram	Mamograma
Papanicolaou (Pap) test	Método de Papanicolau
Pelvic examination	Reconocimiento pélvico
Pregnancy test	Análisis de embarazo
Prostate examination	Reconocimiento de la próstata
Prostatic biopsy	Biopsia de la próstata
Rectal examination	Reconocimiento del recto
Semen analysis	Análisis del semen
Vaginal culture	Cultivo vaginal

Nervous system — El sistema nervioso

Brain scan	Visualización del cerebro por ecos de ultrasonidos
Cerebral arteriogram	Arteriograma cerebral
Computed tomography (CT) scan of the brain	Tomografía computerizada (TC) visualización del cerebro
Electroencephalogram (EEG)	Electroencefalograma
Lumbar puncture	Punción lumbar
Myelogram	Mielograma

Musculoskeletal system — El sistema musculosquelético

Arthroscopy	Artroscopia
Bone biopsy	Biopsia del huevo
Electromyogram	Electromiograma
Muscle biopsy	Biopsia del músculo

X-ray of:
- Ankle
- Arm
- Back
- Elbow
- Foot
- Hand
- Hip
- Knee
- Leg
- Shoulder
- Wrist

Rayos X de:
- La pantorilla
- El brazo
- La espalda
- El codo
- El pie
- La mano
- La cadera
- La rodilla
- La pierna
- El hombro
- La muñeca

Immune system and blood

Blood test for:
- Blood cell count
  Differential blood cell count

  Red blood cell count

  White blood cell count

- Clotting times
- Hematocrit
- Hemoglobin
- Hepatitis B
- Human immunodeficiency virus (HIV)
- Platelets

Bone marrow biopsy

El sistema inmune y la sangre

Análisis de la sangre para:
- Recuento sanguíneo
  Recuendo diferencial de la células de sangre

  Recuento de los glóbulos rojos de la sangre

  Recuento de los glóbulos blancos de la sangre

- El tiempo de coagulación
- Hematócrito
- Hemoglobina
- Hepatitis tipo B
- Virus de inmunodeficiencia humana
- Plaquetas

Biopsia de la médula ósea del hueso

Endocrine system

Analysis of:
- Adrenal function
- Ovarian function
- Parathyroid function
- Pancreatic function
- Pituitary function
- Testicular function
- Thyroid function

Blood test for:
- Serum calcium
- Serum glucose
  Fasting glucose
  Glucose tolerance
  Glycosylated hemoglobin
  2-hour postprandial glucose
- Serum hormone levels
- Serum phosphorus

Sistema endocrino

Análisis de:
- La función adrenal
- La función ovárica
- La función paratiroidea
- La función pancreática
- La función de la pituitaria
- La función testicular
- La función de la tiroides

Análisis sanguínea para:
- Suero de calcio
- Suero de glucosa
  Abstención de glucosa
  Tolerancia de glucosa
  Hemoglobina glucosilatada
  Glucosa 2-horas posprandial
- Niveles del suero de hormonas
- Suero de fósforo

SPECIALISTS

Cardiologist	**Cardiólogo**
Dermatologist	**Dermatólogo**
Endocrinologist	**Endocrinólogo**
Gastroenterologist	**Gastroenterólogo**

Gynecologist	Ginecólogo
Hematologist	Hematólogo
Internist	Internista
Nephrologist	Nefrólogo
Neurologist	Neurólogo
Nutritionist	Especialista en nutrición
Obstetrician	Obstetra
Oncologist	Oncólogo
Ophthalmologist	Oftalmólogo
Orthopedist	Ortopedista
Otolaryngologist	Otolaringólogo
Pediatrician	Pedriatra
Pneumonologist	Neumonólogo
Psychiatrist	Psiquiatra
Psychologist	Psicólogo
Radiologist	Radiólogo
Surgeon	Cirujano

DRUG THERAPY

Routes	Vías
Intradermal	Intradérmica
Intramuscular	Intramuscular
Intravenous	Inravenosa
Oral	Oral
Rectal	Rectal
Subcutaneous	Subcutánea
Topical	Tópica
Vaginal	Vaginal

Preparations	Preparaciones
Capsule	Cápsula
Cream	Pomada
Drops	Gotas
Elixir	Elixir

Injection	Inyección
Inhaler	Inhalador
Lotion	Loción
Lozenge	Pastilla
Powder	Polvo
Spray	Atomizador
Suppository	Supositorio
Suspension	Suspensión
Syrup	Jarabe
Tablet	Tableta

Frequency — Frecuencia

Once daily	Una vez al día
Twice daily	Dos veces al día
Three times daily	Tres veces al día
Four times daily	Cuatro veces al día
In the morning	Por la mañana
With meals	Con las comidas
Before meals	Antes de las comidas
After meals	Después de las comidas
Before bedtime	Antes de acostarse
When you have_____	Cuando Ud. tome_____
Only when you need it	Sólo cuando lo necesite
Every four hours	Cada cuatro horas
Every six hours	Cada seis horas
Every eight hours	Cada ocho horas

Storage — Almacenamiento

At room temperature	Al tiempo
In the refrigerator	En el refrigerador
Out of direct sunlight	Fuera de la luz del sol
In a dry place	En un lugar seco
Away from heat	Lejos de la calefacción
Away from children	Lejos del alcance de los niños

CHAPTER 4

SKIN, HAIR, AND NAILS

CURRENT HEALTH PROBLEMS

Hair loss

Have you noticed any unusual overall or patchy hair loss?

- Where?

Have you had any recent exposure to any of the following:
- Radiation?
- Chemotherapy?
- Hair chemicals?

- Scalp infections?

- Infestations?
  When?
  Did you receive treatment?
  How was it treated?

Have you had any systemic illness recently?

- What was it?
- How was it treated?

Nail problems

Have you noticed any change in your nails?
- What type of change?
  Breakage?
  Splitting?
  Discoloration?
  Other?

When did you first notice the problem?

Has the problem gotten worse or better?

Perdida de cabello

¿Ha notado Ud. perdida de cabello en general o en ciertas partes?

- ¿Dónde?

¿Ha estado Ud. expuesto(a) a una de las siguientes:
- ¿Radiación?
- ¿Quimioterapia?
- ¿Productos químicos para el cabello?

- ¿Infecciones del cuero cabelludo?

- ¿Infestaciones?
  ¿Cuándo?
  ¿Recibió Ud. tratamiento?
  ¿Cómo se le trató?

¿Ha tenido Ud. alguna enfermedad sistemática recientemente?

- ¿Qué fue?
- ¿Cómo se le trató?

Problemas con las uñas

¿Ha notado Ud. algún cambio en las uñas?
- ¿Qué tipo de cambio?
  ¿Se le quiebran?
  ¿Se le parten?
  ¿Descoloramiento?
  ¿Otra cosa?

¿Cuándo notó Ud. este problema por primera vez?

¿Se ha empeorado o mejorado el problema?

What aggravates the problem?	¿Qué es lo que empeora el problema?
What relieves the problem?	¿Qué es lo que alivia el problema?

Skin problems

Problemas de la piel

What aspect of your skin problem bothers you the most?	¿Qué aspecto de su problema con la piel le molesta más?
Where on your body did the skin problem begin?	¿En qué parte del cuerpo le comenzó a Ud. su problema de la piel?
When did you first notice the problem?	¿Cuándo se dio Ud. cuenta por primera vez de este problema?
Has the problem spread to other areas?	¿Se le ha extendido el problema a otras partes?
• Where?	• ¿Dónde?
• In what order?	• ¿En qué orden?
How would you describe your skin problem?	¿Cómo describiría Ud. su problema de la piel?
• Sore?	• ¿Le duele?
• Rash?	• ¿Erupción?
• Dryness?	• ¿Sequedad?
• Flaking?	• ¿Escamosa?
• Discoloration?	• ¿Descoloración?
• Other?	• ¿Otra cosa?
How big is it?	¿De qué tamaño es?
What color is it?	¿De qué color es?
How is the problem distributed?	¿Cómo está distribuido?
Do you have other symptoms?	¿Tiene Ud. otros síntomas?
• What are they?	• ¿Cuáles son?
How does your skin feel?	¿Qué sensaciones tiene Ud. en la piel?
Have you noticed skin changes in other areas?	¿Ha notado Ud. cambios en la piel en otras partes?
Can you relate the skin problem to any of the following:	¿Puede Ud. relacionar el problema de la piel con cualquiera de los siquientes:
• Stress?	• ¿Tensión?
• Contact with a particular substance?	• ¿Contacto con alguna sustancia en particular?
• Change in activities?	• ¿Cambio de actividades?

Does anything make the problem worse?
- Food?
- Heat?
- Cold?
- Exercise?
- Sunlight?
- Stress?
- Pregnancy?
- Menstruation?

¿Hay algo que agrava el problema?
- ¿Comestibles?
- ¿El calor?
- ¿El frío?
- ¿El ejercicio?
- ¿La luz del sol?
- ¿Tensión?
- ¿El embarazo?
- ¿La menstruación?

Does anything make the problem better?
- What?

¿Hay algo que le alivia el problema?
- ¿Qué?

Does the problem seem to be resolving or improving?

¿Está el problema resolviéndose o mejorándose?

Have you used any remedies to resolve your problem, including:
- Medications?
- Compresses?
- Lotions?
- Creams?
- Ointments?

¿Ha Ud. usado algún remedio para resolver su problema, incluso:
- ¿Medicamentos?
- ¿Compresas?
- ¿Lociones?
- ¿Pomadas?
- ¿Ungüentos?

MEDICAL HISTORY

Have you had any fever, malaise, or upper respiratory or gastrointestinal problems?

- When?
- How was it treated?

¿Ha tenido algo de fiebre, malestar o problemas con la parte respiratoria o gastrointestinal?

- ¿Cuándo?
- ¿Qué tratamiento tuvo?

Have you ever experienced anything similar?

¿Ha tenido Ud. alguna vez algo parecido?

Have you had any allergic reactions to foods or other substances, such as cosmetics?
- To what?
- What reaction occurred?

¿Ha tenido Ud. alguna reacción alérgica a comestibles u otras sustancias, tal como cosméticos?
- ¿A qué?
- ¿Qué reacción tuvo?

Have you recently had any other illnesses, such as heart problems, muscle aches, or infections?

¿Ha tenido Ud. recientemente cualquiera otra enfermedad, tal como problemas del corazón, dolor de músculos o infecciones?

FAMILY HISTORY

Has anyone in your family had a skin problem?

- What was it?
- When did it occur?
- How was it treated?

Has anyone in your family had an allergy?
- What was it?
- How was it treated?

¿Ha tenido algún miembro de su familia un problema con la piel?
- ¿Cuál fue?
- ¿Cuándo ocurrió?
- ¿Qué tratamiento recibió?

¿Hay alguien de su familia que haya tenido alguna alergia?
- ¿Cuál fue?
- ¿Qué tratamiento recibió?

HEALTH PATTERNS

Medications

Do you take any medications?
- Prescription?
- Over the counter?
- Other?

Which prescription medications do you take routinely?
- How often do you take them?
  Once daily?
  Twice daily?
  Three times daily?
  Four times daily?
  More often?

Which over-the-counter medications do you take routinely?

- How often do you take them?
  Once daily?
  Twice daily?
  Three times daily?
  Four times daily?
  More often?

Which medications do you take periodically?

Why do you take these medications?

What is the dosage for each drug?

Medicamentos

¿Toma Ud. algún medicamento?
- ¿De receta?
- ¿Sin necesidad de receta?
- ¿Otra?

¿Qué medicamentos de receta toma Ud. con regularidad?
- ¿Con qué frecuencia las toma?
  ¿Una vez al día?
  ¿Dos veces al día?
  ¿Tres veces al día?
  ¿Cuatro veces al día?
  ¿Con más frecuencia?

¿Cuales son los medicamentos que Ud. toma que no necesitan receta?
- ¿Con qué frecuencia las toma?
  ¿Una vez al día?
  ¿Dos veces al día?
  ¿Tres veces al día?
  ¿Cuatro veces al día?
  ¿Con más frecuencia?

¿Qué medicamentos toma Ud. periódicamente?

¿Por qué toma Ud. estos medicamentos?

¿Cuál es la dosis para cada una de ellas?

How does each medication make you feel?

¿Cómo le hace sentirse cada una de estos medicamentos?

Are you allergic to any medications?
- Which medications?
- What happens when you have an allergic reaction?

¿Es Ud. alérgico(a) a cualquier medicamento?
- ¿Qué medicamentos?
- ¿Qué ocurre cuando Ud. tiene una reacción alérgica?

Personal habits

Hábitos personales

Do you smoke or chew tobacco?
- What do you smoke?
  Cigarettes?
  Cigars?
  Pipe?
- How long have you smoked or chewed tobacco?
- How many cigarettes, cigars, or pipes of tobacco do you smoke each day?
- How much tobacco do you chew each day?
- Did you ever stop?

  How long did it last?

  What method did you use to stop?
  Do you remember why you started again?
- If you do not use tobacco now, have you smoked or chewed tobacco in the past?
  What influenced you to stop?

¿Fuma Ud. o masca tabaco?
- ¿Qué fuma?
  ¿Cigarrillos?
  ¿Cigaros?
  ¿Pipa?
- ¿Hace cuánto tiempo fuma o masca tabaco?
- ¿Cuántos cigarrillos, cigaros o pipas de tabaco fuma Ud. al día?
- ¿Cuánto tabaco masca Ud. al día?
- ¿Dejo Ud. de fumar alguna vez?
  ¿Cuánto tiempo duro sin fumar?
  ¿Qué método uso Ud.?

  ¿Recuerda Ud. porque comenzó a fumar otra vez?
- ¿Si actualmente no fuma, ha Ud. fumado o mascado tabaco en tiempos pasados?
  ¿Qué fue lo que le influyó a dejar de fumar?

Do you drink alcoholic beverages?
- What type?
  Beer?
  Wine?
  Hard liquor?
- How often do you drink?

- How many drinks?
  Spread over how much time?

¿Toma Ud. bebidas alcohólicas?
- ¿Qué tipo?
  ¿Cerveza?
  ¿Vino?
  ¿Aguardiente?
- ¿Con qué frecuencia bebe Ud.?
- ¿Cuántas bebidas?
  ¿Durante cuánto tiempo?

What do you think makes a person's skin healthy?

¿Qué piensa Ud. que causa que una persona tenga un cutis saludable?

What do you do to try to keep your skin healthy?

¿Qué hace Ud. para conservar su cutis saludable?

What things would you like to do for your skin but feel unable to do?

¿Qué quisiera Ud hacer por su cutis, pero no lo puede hacer?

What type of soap and skin creams or lotions do you use?
- How often do you use them?

¿Qué tipo de jabón o pomadas o lociones para el cutis usa Ud.?
- ¿Con qué frecuencia las usa?

Do you use ointment, oil, or styling products on your hair?

- What do you use?
- How often do you use them?

¿Usa Ud. algún ungüento, aceite o productos de belleza para el cabello?
- ¿Qué usa Ud.?
- ¿Con qué frecuencia los usa?

How often do you shampoo?

- What product do you use?

¿Con que frecuencia se lava Ud. el cabello?
- ¿Qué productos usa?

Do you use cosmetics or perfumes?
- What type?

¿Usa Ud. cosméticos o perfumes?
- ¿Qué clase?

Do you shave with a blade or an electric razor?

¿Se razura Ud. con navaja o con máquina de afeitar eléctrica?

Do you use a depilatory?

¿Usa Ud. depilatorio?

Do you color your hair?

¿Se tiñe Ud. el cabello?

How would you describe your usual skin exposure to the sun?
- Do you wear a sun block or cover your skin with clothing before going out in the sun?

¿Cómo describiría Ud. la exposición de su piel al sol?
- ¿Usa Ud. una pomada para protegerla contra los rayos del sol o se cubre Ud. la piel con ropa antes de salir al sol?

How do you cut your nails?

¿Cómo se corta Ud. las uñas?

Sleep patterns

Hábitos de dormir

Has your sleep pattern changed recently?
- How?
- Are you sleeping more or less?

¿Ha cambiado recientemente su hábito de dormir?
- ¿Cómo?
- ¿Duerme Ud. más o menos?

Is your sleep interrupted?
- By what?

¿Se interrumpe su sueño?
- ¿Qué es lo que lo interrumpe?

Activities

Has your skin problem affected your daily activities?
- How?

What are your recreational activities?

Do these activities expose you to any of the following:

- Sun or other light?
- Chemicals or other toxins?

- Animals?
- Outdoors?
- Foreign travel?

Sexual patterns

Has your skin problem interfered with your sexuality?

- How?

Actividades

¿Qué su problema de la piel ha afectado sus activdades diarias?
- ¿Cómo?

¿Cuáles son sus actividades de recreo?

¿Qué estas actividades le expone a Ud. a cualquiera de las siguientes:

- ¿Al sol u otra luz?
- ¿Productos químicos u otras toxinas?
- ¿Animales?
- ¿Al aire libre?
- ¿Viajes al extranjero?

Hábitos sexuales

¿Qué su problema de la piel le ha interferido con su sexualidad?

- ¿Cómo?

PSYCHOSOCIAL CONSIDERATIONS

Coping skills

How does the affected area look to you?

How does your skin problem make you feel?

What concerns do you have about your skin problem and its treatment?

Have you recently experienced any stress or emotional problems, such as an unplanned work change or a broken relationship?
- How have you handled these problems?

Roles

How has your skin problem affected your relationships with others?

Habilidad de darse abasto

¿Qué le parece a Ud. la área afectada?

¿Cómo le hace sentirse su problema de la piel?

¿Qué preocupaciones tiene Ud. con relación a su problema de la piel y su tratamiento?

¿Ha tenido Ud. recientemente algún problema de tensión o emocional, tal como cambio de trabajo imprevisto o relaciones quebrantadas?
- ¿Ha podido Ud. con estos problemas?

Papeles

¿Cómo le ha afectado a Ud. su problema de la piel en sus relaciones personales con otros?

How do you feel about going out socially?

¿Qué impresión le hace a Ud. salir en sociedad?

Has your skin problem interfered with your role as a spouse (or student, parent, or other) or with your sexuality?

¿Qué su problema de la piel ha interferido con su papel de esposo(a) (o de estudiante, de padre, de madre, u otro) o con su sexualidad?

Responsibilities

Responsabilidades

What are your current and past occupations?

¿Cuáles son sus ocupaciones actuales y anteriores?

Does your work expose you to any of the following:

¿Qué su trabajo de Ud. le expone a cualquiera de las(los) siguientes:

- Sun or other light?
- Chemicals or other toxins?

- Animals?
- Outdoors?
- Foreign travel?

- ¿El sol u otra luz?
- ¿Productos químicos u otras toxinas?
- ¿Animales?
- ¿Al aire libre?
- ¿Viajes al extranjero?

DEVELOPMENTAL CONSIDERATIONS

For the pediatric client

Para el(la) cliente pediátrico(a)

Is the infant breast-fed or formula-fed?

¿Le da Ud. de mamar o le(la) alimenta con fórmula?

Has the child had any skin problems related to a particular formula or food added to the diet?

¿Ha tenido el(la) niño(a) algún problema de la piel relacionado a una fórmula en particular o algún comestible que se le haya añadido a su dieta?

Has the infant had any diaper rashes that did not clear up readily with over-the-counter skin preparations?

¿Ha tenido el(la) niño(a) alguna erupción de la piel que no se le haya quitado facilmente con alguna preparación para la piel no de receta?

What kind of diapers do you use?
- How do you wash cloth diapers?

¿Qué clase de pañales usa Ud.?

- ¿Cómo lava Ud. los pañales de manta?

How often do you bathe the infant?

¿Con qué frecuencia baña Ud. al niño (la niña)?

What products do you use on the infant's skin?

¿Qué productos usa Ud. para la piel de su criatura?

How do you dress the infant in hot weather and in cold weather?

¿Cómo lo (la) viste Ud. cuando hace calor y cuando hace frío?

Is the child attending nursery school?

¿Va la criatura a una guardería de niños?

Do you have an older child in kindergarten or elementary school?

¿Tiene Ud. un hijo mayor en párvulos o en la escuela primaria?

Do you have pets in your home?
• What type of pets?

¿Tiene Ud. animales en casa?
• ¿Qué clase de animales?

Does the child sleep with stuffed animals?

¿Duerme la criatura con animales de juguete?

Has the child been scratching the scalp?

¿Se rasca la criatura el cuero cabelludo?

Does the skin or scalp scale in circular patterns?

¿Que la piel o el cuero cabelludo se escama en forma circular?

Has the child lost an unusual amount of hair?

¿Ha perdido la criatura una cantidad grande de cabello?

Has the child been pulling his or her hair?

¿Qué el niño o la niña se jala el cabello?

Has the child ever had warts?

¿Qué la criatura ha tenido verrugas alguna vez?

• On which body surfaces?
• How were they treated?

• ¿En qué parte del cuerpo?
• ¿Qué tratamiento se les dio?

Do you play where you might come in contact with bugs, weeds, or bushes?
• How often do you play there?

¿Juega Ud. donde puede estar en contacto con bichos, hierbas o arbustos?
• ¿Con qué frecuencia juega Ud. allí?

What do you usually eat each day, including junk food?

¿Qué come Ud. normalmente diario, incluso golosinas?

Have you had any bad cuts or scrapes from falls or other accidents?
• How long did it take for them to heal?

¿Ha tenido Ud. algunas heridas serias o raspaduras a causa de caídas u otros accidentes?
• ¿Cuánto tiempo tardo en sanar?

Do you bite your nails?

¿Se muerde Ud. las uñas?

Do you twirl or otherwise play with your hair?

¿Se enrosca o juega de otra manera con su cabello?

Does your face, upper back, or chest ever break out?

• How do you feel about your skin's appearance?

For the pregnant client

Have you noticed any changes in your skin during your pregnancy?
• What kind of change?
• Where did you notice it?

For the elderly client

Has your skin changed as you have aged?
• How?
• How do you feel about the skin changes you have noticed?

Have you had any recent falls or other accidents?

Have you noticed any difference in healing of wounds or sores?
• What kind of difference?

Do external temperature changes, touch, or pressure affect your skin?
• How?

Do you have any moles?
• Have any developed recently?
• Where?
• Have any of your moles changed in appearance, become painful, developed a discharge, or bled?

¿Le sale a Ud. alguna vez erupción en la cara, la parte superior de la espalda o en el pecho?
• ¿Qué piensa Ud. de la apariencia de su piel?

Para la cliente embarazada

¿Ha notado Ud. algún cambio en la piel durante su embarazo?

• ¿Qué tipo de cambio?
• ¿Dónde lo obserbvó Ud.?

Para el(la) cliente anciano(a)

¿Le ha cambiado la piel al envejecer?
• ¿Cómo?
• ¿Qué piensa acerca de los cambios de la piel que Ud. ha notado?

¿Se ha caído Ud. recientemente o ha tenido otros accidentes?

¿Ha notado Ud. alguna diferencia en la manera que sanan sus heridas o llagas?
• ¿Qué tipo de diferencia?

¿Qué la piel de Ud. se afecta por los cambios de temperatura, con tocarla o aplicarle presión?
• ¿Cómo?

¿Tiene Ud. lunares?
• ¿Le han salido recientemente?
• ¿Dónde?
• ¿Han cambiado de apariencia algunos de sus lunares; se han vuelto dolorosos; se les ha desarrollado secreción o han sangrado?

CHAPTER 5

HEAD AND NECK

CURRENT HEALTH PROBLEMS

Difficulty swallowing

Do you have any difficulty swallowing?
- How would you describe it?

Do you have problems with all food and drink?
- What things cause you difficulty?

Do you have any difficulty chewing?
- How would you describe this difficulty?
- Does it occur all the time, or only when you eat or drink?

Facial swelling

Do you have any swelling on your face?
- When did you first notice the swelling?
- How long have you had it?

- Have you noticed a change in the swelling?

    Is the swelling worse?

    Is the swelling better?

Is there any swelling in any other areas, such as:
- The jaws?
- Behind the ear?

    When did it occur?

Do you have any other symptoms that accompany the swelling, such as:
- Pain?

Dificultad en tragar

¿Tiene Ud. alguna dificultad en tragar?
- ¿Cómo la describiría Ud.?

¿Tiene Ud. problemas con toda clase de comida y de bebida?
- ¿Qué cosas le causan dificultad?

¿Tiene Ud. alguna dificultad al mascar?
- ¿Cómo describiría Ud. esta dificultad?
- ¿Ocurre todo el tiempo, o sólo cuando come y bebe?

Inflamación facial

¿Tiene Ud. la cara algo inflamada?
- ¿Cuándo notó Ud. la inflamación por primera vez?
- ¿Hace cuánto tiempo que la tiene?
- ¿Ha notado Ud. algún cambio en la inflamación?

    ¿Ha empeorado la inflamación?

    ¿Ha mejorado la inflamación?

¿Tiene Ud. inflamación en otras partes, tal como:
- ¿La mandíbula?
- ¿Detrás de la oreja?

    ¿Cuándo ocurrió?

¿Tiene Ud. otros síntomas que acompañan la inflamación, tal como:
- ¿Dolor?

- Tenderness?
- Redness?
- Warmth?
- Impaired movement?
    Where?

What aggravates the swelling?

What relieves the swelling?

Headaches

Do you have headaches?
- When do they occur?
- How long do they last?
- How often do you get head-
  aches?
    Frequently?
    Rarely?

**Do the headaches seem to fol-
low a pattern?**
- What kind of pattern?

**When do you usually get a head-
ache?**
- Early morning?
- During the day?
- At night?
- Certain times of the month?
- With certain types of weather?

**What kind of pain accompanies
the headache?**
- Sharp or stabbing?
- Dull ache?
- Throbbing?
- Pressure?
- Other?

Where do you feel the pain?
- Across your forehead?
- Behind your eyes?
- Along your temples?
- In the back of your head?

**Do any other symptoms accom-
pany the headache?**
- What are they?
    Nausea?

- ¿Sensitividad?
- ¿Rojez?
- ¿Calor moderado?
- ¿Menoscabo de movimiento?
    ¿Dónde?

**¿Qué es lo que empeora la infla-
mación?**

**¿Qué le da alivio a la inflama-
ción?**

Dolores de cabeza

¿Tiene Ud. dolores de cabeza?
- ¿Cuándo ocurren?
- ¿Cuánto tiempo duran?
- ¿Con qué frecuencia tiene
  dolores de casbeza?
    ¿Frecuentemente?
    ¿Casi nunca?

**¿Siguen alguna norma sus dolo-
res de cabeza?**
- ¿Qué clase de norma?

**¿Por lo general cuándo le dan
los dolores de cabeza?**
- ¿En la mañana temprano?
- ¿Durante el día?
- ¿En la noche?
- ¿Durante cierta parte del mes?
- ¿Con cierto tipo de clima?

**¿Qué clase de dolor va junto
con el dolor de cabeza?**
- ¿Agudo o apuñalado?
- ¿Dolor amortiguado?
- ¿Pulsativo?
- ¿Presión?
- ¿Otro clase?

¿Dónde siente Ud. el dolor?
- ¿A través de la frente?
- ¿Atrás de los ojos?
- ¿Por las sienes?
- ¿Atrás de la cabeza?

**¿Hay otros síntomas que acom-
pañan el dolor de cabeza?**
- ¿Cuáles son?
    ¿Nausea?

Vomiting?	¿Vomito?
Stiff neck?	¿Tiesura del cuello?
Blurred vision?	¿Visión borrada?
Other?	¿Otro?

What measures do you use to relieve the headaches?

¿Qué hace Ud. para mitigar el dolor de cabeza?

Hoarseness

Ronquera

Do you have any hoarseness?
- When did you first notice it?

- How long have you had it?

¿Tiene Ud. ronquera?
- ¿Cuándo la notó por primera vez?
- ¿Hace cuánto tiempo que la tiene Ud.?

Have you noticed any changes in the sound of your voice?
- What kind of change?

¿Ha notado Ud. algún cambio en el sonido de su voz?
- ¿Qué clase de cambio?

What aggravates it?

¿Qué lo empeora?

What relieves it?

¿Qué lo mejora?

Nasal discharge

Descarga nasal

Do you have any nasal discharge?
- When did you first notice it?

- How long have you had it?

- When does it occur?
  All the time?
  In the morning?
  At night?
  Other?
- Does it seem to follow a pattern?
  What kind of pattern?

¿Tiene Ud. descarga nasal?
- ¿Cuándo la notó Ud. por primera vez?
- ¿Hace cuánto tiempo que la tiene?
- ¿Cuándo ocurre?
  ¿Todo el tiempo?
  ¿Por la mañana?
  ¿En la noche?
  ¿Otro?
- ¿Parece seguir una norma?

  ¿Qué norma?

How would you describe the discharge?
- Thick?
- Thin?
- Watery?
- Like pus?

¿Cómo describiría Ud. la descarga?
- ¿Espesa?
- ¿No densa?
- ¿Acuosa?
- ¿Parecida a la pus?

What color is the discharge?
- Clear?
- White?
- Yellow?

¿De qué color es la descarga?
- ¿Clara?
- ¿Blanca?
- ¿Amarilla?

- Green?
- Other?

Do you have any allergies?
- To what?

Do you have any other symptoms, such as:
- Fever?
- Headache?
- Cough?
- Wheezing?
- Other?

Has the discharge improved or worsened since it started?

What aggravates it?

What relieves it?

Neck stiffness

Do you have any neck stiffness?

When did the stiffness begin?

How would you describe the stiffness?
- Constant?
- Intermittent?

Does the stiffness occur at any specific time?
- When?
    Early morning?
    During the day?
    After activities?

    At night?
    While you are sleeping?

Has the stiffness increased since it began?

Is pain associated with the stiffness?
- What is the pain like?

Do you sometimes hear a grating sound or feel a grating sensation as if your bones are scraping together?

- ¿Verde?
- ¿Otro?

¿Tiene Ud. alergias?
- ¿A qué?

¿Tiene Ud. otros síntomas, tales como:
- ¿Fiebre?
- ¿Dolor de cabeza?
- ¿Tos?
- ¿Respiración jadeante?
- ¿Otro?

¿Ha mejorado o empeoprado la descarga desde que le comenzó?

¿Qué es lo que la agrava?

¿Con qué se mejora?

Tiesura del cuello

¿Tiene Ud. tiesura del cuello?

¿Cuándo empezo la tiesura?

¿Cómo la describiría Ud.?
- ¿Constante?
- ¿Intermitente?

¿Ocurre la tiesura durante un tiempo en particular?
- ¿Cuándo?
    ¿Temprano por la mañana?
    ¿Durante el día?
    ¿Después de hacer actividades?

    ¿En la noche?
    ¿Mientras Ud. duerme?

¿Ha aumentado la tiesura desde que le comenzó?

¿Va la tiesura asociada con dolor?
- ¿Cómo es el dolor?

¿Qué hay veces que Ud. oye un sonido áspero o siente Ud. una sensación chiriante como si los huesos se rasparan uno con el otro?

What methods have you tried to reduce the stiffness?

¿Qué métodos ha empleado Ud. para aminorar la tiesura?

Nosebleed

Hemorragia nasal

Do you have nosebleeds?
- How often?
- How long have you been experiencing them?

¿Tiene Ud. hemorragia nasal?
- ¿Con qué frecuencia?
- ¿Hace cuánto tiempo que ha tenido hemorragias?

Do you notice that the nosebleeds are associated with any activity or event?
- What?

¿Ha observado Ud. si las hemorragias se relacionan con alguna actividad o evento?
- ¿Cuál?

How long do the nosebleeds last?
- Less than a minute?
- A few minutes?
- Longer?

¿Cuánto tiempo duran las hemorragias?
- ¿Menos de un minuto?
- ¿Unos cuantos minutos?
- ¿Más tiempo?

What do you usually do to stop the nosebleed?

¿Qué hace Ud. para mitigar la hemorragia?

Have the nosebleeds gotten worse since they first started?

¿Se han empeorado las hemorragias desde que Ud. tuvo la primera?

Ulcers

Úlceras

Do you have any ulcers?
- Where?
  In your nose?
  In your mouth?
  On your tongue?
  On your lips?
  Other?

¿Tiene Ud. úlceras?
- ¿Dónde?
  ¿En la nariz?
  ¿En la boca?
  ¿En la lengua?
  ¿En los labios?
  ¿En otra parte?

How would you describe them?
- Soft?
- Hard?
- Crusty?
- Moist?

¿Cómo las describiría Ud.?
- ¿Blandas?
- ¿Duras?
- ¿Costrosas?
- ¿Húmedas?

How long have you had them?

- Do they recur?

¿Hace cuánto tiempo que Ud. las tiene?
- ¿Vuelven a aparecer?

Do you notice that the ulcers are associated with any activity or event?
- What?

¿Ha notado Ud. si las úlceras están relacionadas con alguna actividad o evento?
- ¿Cuál?

Do the ulcers interfere with eating or drinking?
- How?

¿Qué sus úlceras interfieren con comer o beber?
- ¿Cómo?

MEDICAL HISTORY

Have you ever had any allergies that caused breathing difficulty and a sensation that your throat was closing?

- When did these symptoms typically occur?
- How did you deal with them?
- How were they treated?

¿Ha tenido Ud. alguna vez alguna alergia que le causó dificultad en respirar y que le dio la sensación de que la garganta se le cerraba?

- ¿En qué ocasiones ocurrían típicamente estos síntomas?
- ¿Cómo los trató Ud.?
- ¿Qué tratamiento tuvieron?

Have you ever had a neck injury or experienced difficulty moving your neck in any direction?
- What?
- When did it occur?
- What helped relieve it?

¿Ha tenido Ud. alguna vez una herida o dificultad en mover el cuello en cualquier dirección?
- ¿Cuál?
- ¿Cuándo ocurrió?
- ¿Qué le alivió?

Have you ever had neck surgery?
- When?
- For what reason?

- ¿Ha tenido Ud. cirugía en el cuello?
- ¿Cuándo?
- ¿Por qué razón?

Have you ever had any of the following:
- Head trauma?
- Skull surgery?
- Jaw surgery?
- Facial fractures?
  When?
  What happened before?
  What happened afterward?

¿Ha tenido Ud. alguna vez uno de los siguientes:
- ¿Trauma de la cabeza?
- ¿Cirugía del craneo?
- ¿Cirugía de la mandíbula?
- ¿Fracturas de la cara?
  ¿Cuándo?
  ¿Qué pasó?
  ¿Qué pasó después?

Do you have a history of sinus infections or tenderness?

- When did it start?
- How was it treated?

Tiene Ud. un historial de infecciones de los senos o sensibilidad anormal al tacto o presión?

- ¿Cuándo empezó?
- ¿Qué tratamiento se le dio?

Have you suffered from headaches or tightness in the neck or jaw?
- What measures help?
  Relaxation?
  Exercise?
  Massage?

¿Ha sufrido Ud. de dolores de cabeza o tiesura del cuello o de la mandíbula?
- ¿Qué medidas le ayudan?
  ¿Relajación?
  ¿Ejercicio?
  ¿Masaje?

- Is headache or neck or jaw tightness related to any of the following:

    Lack of sleep?
    Missed meals?
    Stress?

- ¿El dolor de cabeza o del cuello o la tiesura de la mandíbula se relaciona a alguno de los siguientes:

    ¿Falta de dormir?
    ¿Saltarse comidas?
    ¿Tensión?

FAMILY HISTORY

Have any of your family members had a neurologic disease?

- Which relative?
- How was it treated?

Have any of your family members had any of the following:

- High blood pressure?
- Stroke?
- Heart disease?
- Headaches?
- Arthritis?
    When?
    How was it treated?

¿Ha tenido algún miembro de su familia una enfermedad neurológica?

- ¿Qué pariente?
- ¿Qué tratamiento recibió?

¿Hay algún miembro de su familia que haya tenido alguno de los siguientes:

- ¿Presión sanguínea alta?
- ¿Ataque apopléjico?
- ¿Enfermedad cardiaca?
- ¿Dolores de cabeza?
- ¿Artritis?
    ¿Cuándo?
    ¿Qué tratamiento se le dio?

HEALTH PATTERNS

Medications

Do you take any medications?
- Prescription?
- Over the counter?
- Other?

Which prescription drugs do you take routinely?
- How often do you take them?
    Once daily?
    Twice daily?
    Three times daily?
    Four times daily?
    More often?

Which over-the-counter medications do you take routinely?

- How often do you take them?
    Once daily?

Medicamentos

¿Toma Ud. medicamentos?
- ¿De receta?
- ¿Sin necesidad de receta?
- ¿Otros?

¿Qué medicamentos de receta toma Ud. rutinariamente?
- ¿Con qué frecuencia los toma?
    ¿Una vez al día?
    ¿Dos veces al día?
    ¿Tres veces al día?
    ¿Cuatro veces al día?
    ¿Con más frecuencia?

¿Qué medicamentos que no necesitan receta toma con regularidad?

- ¿Con qué frecuncia los toma?
    ¿Una vez al día?

Twice daily?	¿Dos veces al día?
Three times daily?	¿Tres veces al día?
Four times daily?	¿Cuatro veces al día?
More often?	¿Con más frecuencia?

Which medications do you take periodically?

¿Qué medicamentos toma Ud. periódicamente?

Why do you take these medications?

¿Por qué toma Ud. estos medicamentos?

What is the dosage for each medication?

¿Qué dosis toma Ud. de cada medicamento?

How does each medication make you feel?

¿Cómo le hace sentirse cada uno de estos medicamentos?

Are you allergic to any medications?
- Which medications?
- What happens when you have an allergic reaction?

¿Es Ud. alergica a cualquier medicamento?
- ¿Qué medicamentos?
- ¿Qué pasa cuando Ud. tiene una reacción alergica?

Personal habits

Hábitos personales

Do you smoke or chew tobacco?
- What do you smoke?
  Cigarettes?
  Cigars?
  Pipe?
- How long have you smoked or chewed tobacco?
- How many cigarettes, cigars, or pipes of tobacco do you smoke per day?
- How much tobacco do you chew per day?
- Did you ever stop?

- How long did it last?
- What method did you use to stop?
- Do you remember why you started again?
- If you do not use tobacco now, have you smoked or chewed tobacco in the past?

- What influenced you to stop?

¿Fuma Ud. o masca tabaco?
- ¿Qué fuma Ud.
  ¿Cigarrillos?
  ¿Cigaros (puros)?
  ¿Pipa?
- ¿Hace cuánto tiempo que fuma o masca Ud. tabaco?
- ¿Cuántos cigarrilos, cigaros (puros) o pipas de tabaco fuma Ud. al día?
- ¿Cuánto tabaco masca Ud. al día?
- ¿Alguna vez dejó Ud. de fumar o mascar?
- ¿Cuánto tiempo duró?
- ¿Qué método usó Ud. para dejar de fumar o mascarlo?
- ¿Recuerda Ud. porque volvió al hábito otra vez?
- ¿Si no usa tabaco actualmente, ha fumado o mascado Ud. tabaco en tiempos pasados?
- ¿Qué fue lo que le influyo a dejar de usarlo?

Do you drink alcoholic beverages?	**¿Toma Ud. bebidas alcohólicas?**
• What type?	• ¿Qué clase?
Beer?	¿Cerveza?
Wine?	¿Vino?
Hard liquor?	¿Aguardiente?
• How often do you drink?	• ¿Con qué frecuencia bebe Ud.?
• How many drinks?	• ¿Cuántas bebidas?
Spread over how much time?	¿Durante cuánto tiempo?
Do you grind your teeth?	**¿Cruje Ud. sus dientes?**
How often do you brush and floss your teeth?	**¿Con qué frecuencia se lava Ud. los dientes o usa seda dental?**
When was your last dental examination?	**¿Cuándo fue la última vez que tuvo Ud. un reconocimiento dental?**
• What were the results of the examination?	• ¿Cuáles fueron los resultados de éste?
Do you wear a seat belt when you are in an automobile?	**¿Usa Ud. cinturón de seguridad cuando va en automóvil?**

Activities

Actividades

Has your head or neck problem interfered with your activities of daily living?	**¿Qué su problema de la cabeza o del cuello ha interferido con sus actividades cotidianas?**
• How?	• ¿Cómo?
Do you do any exercises to help with your problem?	**¿Hace Ud. algún ejercicio para mejorar su problema?**
• What type of exercises?	• ¿Qué tipo de ejercicio?
Do you participate in any sports that require a helmet?	**¿Participa Ud. en algún deporte que exige el uso de yelmo?**
• Which sports?	• ¿Qué deportes?
• How often do you participate in these sports?	• ¿Con qué frecuencia participa Ud. en estos deportes?

Nutrition

Nutrición

Has your head or neck problem interfered with your ability to eat or drink?	**¿Qué su problema de la cabeza o del cuello interfiere con su habilidad de comer o beber?**
• How?	• ¿Cómo?
What foods are difficult for you to eat?	**¿Con qué clase de comestibles tiene Ud. dificultad?**

What foods are easy for you to eat?

¿Qué comestibles puede Ud. comer con facilidad?

Sexual patterns

Normas sexuales

Has your head or neck problem interfered with your usual sexual activity?
• How?

¿Ha interferido su problema de la cabeza o del cuello con sus actividades sexuales?
• ¿Cómo?

Environment

Condiciones externas

Do weather changes seem to affect the problem in any way?

• How?

¿Qué su problema se afecta de alguna forma con los cambios de clima?
• ¿Cómo?

Does the problem worsen in cold or damp weather?

¿Se empeora el problema con el frío o con el tiempo húmedo?

PSYCHOSOCIAL CONSIDERATIONS

Coping skills

Habilidad de darse abasto

Do you feel any stress because of your current problem?

¿Siente Ud. tensión a causa de su problema actual?

What measures do you routinely use to cope with stress?

¿Qué medidas toma Ud. rutinariamente para hacer frente a la tensión?

Roles

Papeles

Does your head or neck problem affect the way you feel about yourself or the way you relate to your family?

• How?

¿Qué su problema de la cabeza o del cuello le afecta la manera que Ud. se siente de sí mismo(a) o como se relaciona Ud. con su familia?
• ¿Cómo?

Responsibilities

Responsabilidades

Does your job require long hours of sitting, such as at a computer terminal?

• How long?

¿Qué su trabajo le exige estar sentado(a) por muchas horas, tal como ante una computadora?
• ¿Cuánto tiempo?

Does your job put you at risk for head injury?

• Do you wear a hard hat?

¿Su trabajo le expone a Ud. a riesgo de darle una herida en la cabeza?
• ¿Usa Ud. yelmo?

DEVELOPMENTAL CONSIDERATIONS

For the pediatric client

Is your drinking water treated with fluoride?
- Does the child take fluoride tablets?

Does the child use a pacifier or suck his or her thumb?
- When did the child begin teething?
- Does the child have tonsils?
- When were they removed?
- Why were they removed?

For the elderly client

Do you wear dentures?
- How long have you had them?
- How well do they fit?
- Do they cause any pain or discomfort?

Para el(la) cliente pediátrico(a)

¿Está el agua potable tratada con fluoruro?
- ¿Toma el niño (la niña) tabletas de fluoruro?

¿Usa la criatura un chupete (pacificador) o se chupa el dedo?
- ¿Cuándo le comenzó la dentición al niño (a la niña)?
- ¿Tiene la criatura tonsilas?
- ¿Cuándo se las sacaron?
- ¿Por qué se las sacaron?

Para el(la) cliente anciano(a)

¿Tiene Ud. dentadura postiza?
- ¿Hace cuánto tiempo que la tiene?
- ¿Le quedan bien?
- ¿Le molestan o le causan dolor?

CHAPTER 6

EYES

CURRENT HEALTH PROBLEMS

Blurred vision

Do you have blurred vision?
- When did you first notice it?

- How long have you had it?

What things in your line of vision appear blurred?

Is it associated with any activity, such as:
- Sitting?
- Standing?
- Walking?
- Changing positions?
- Other?

Do you experience any other symptoms, such as:
- Headache?
- Dizziness?
- Nausea?
- Fainting?

Does anything accompany the blurred vision?
- Spots?
- Floaters?
- Halos around lights?
  Was this a sudden change or has it occurred for a while?
  How long?

Does anything seem to aggravate it?
- What?

Does anything seem to relieve it?
- What?

Visión borrada

¿Tiene Ud. visión borrada?
- ¿Cuándo la notó Ud. por primera vez?
- ¿Hace cuánto tiempo que la tiene?

¿Qué objetos en su campo visual aparecen estar borrados?

¿Está esto relacionado a cualquier actividad tal como:
- ¿Estar sentado(a)?
- ¿Estar parado(a)?
- ¿Caminar?
- ¿Cambiar de posición?
- ¿Otro?

¿Tiene Ud. otros síntomas tal como:
- ¿Dolor de cabeza?
- ¿Mareo?
- ¿Nausea?
- ¿Desmayo?

¿Va la visión borrada acompañada de algo más?
- ¿Manchas?
- ¿Flotadores?
- ¿Halos alrededor de las luces?
  ¿Fue éste un cambio súbito o lo ha tenido Ud. por algún tiempo?
  ¿Cuánto tiempo?

¿Algo lo agrava?

- ¿Qué?

¿Hay algo que lo alivia?

- ¿Qué?

Vision changes

Do you have any problems seeing?
- What?
  Seeing objects far away?
  Seeing objects close?
  Other?

Have you noticed a change in your vision?
- What change have you noticed?
- When did you first notice the change?
- How long have you had it?

Do you wear corrective lenses?
- How long have you worn them?
- Why do you wear them?

What type of corrective lenses do you wear?
- Glasses?
- Contact lenses?
  Hard contact lenses?
  Soft contact lenses?

How often do you wear the corrective lenses?
- All the time?
- For certain activities, such as:

  Reading?
  Close work?
  Driving?
  Other?

Did you ever stop wearing the corrective lenses?
- Why?
- When did you stop?

Cambios de visión

¿Tiene problemas en ver?

- ¿Qué problemas?
  ¿Ver objetos a distancia?
  ¿Ver objetos de cerca?
  ¿Otro?

¿Ha notado Ud. algún cambio en su vista?
- ¿Qué cambio ha notado?

- ¿Cuándo notó Ud. este cambio por primera vez?
- ¿Hace cuánto tiempo que lo tiene?

¿Usa Ud. lentes correctivos?
- ¿Hace cuánto tiempo que los usa?
- ¿Por qué los usa Ud.?

¿Qué tipo de lentes correctivos usa Ud.?
- ¿Lentes?
- ¿Lentes de contacto?
  ¿Lentes de contacto duros?
  ¿Lentes de contacto blandos?

¿Con qué frecuencia usa Ud. los lentes correctivos?
- ¿Todo el tiempo?
- Con ciertas actividades, tal como:

  ¿Leer?
  ¿Trabajo minucioso?
  ¿Conducir?
  ¿Otro?

¿Qué alguna vez dejo Ud. de usar los lentes correctivos?
- ¿Por qué?
- ¿Cuándo dejo Ud. de usarlos?

MEDICAL HISTORY

When did you last have your lenses changed?

¿Cuándo fue la última vez que se le cambiaran los lentes?

Do you suffer from frequent eye infections or inflammation?
- How often?
- How is it treated?

¿Sufre Ud. de frecuentes infecciones o inflamación de los ojos?
- ¿Con qué frecuencia?
- ¿Qué tratamiento recibe?

Have you ever had eye surgery?
- When?
- For what reason?
- What kind of surgery?

¿Ha tenido cirugía ocular?
- ¿Cuándo?
- ¿Por qué razón?
- ¿Qué clase de cirugía?

Have you ever had an eye injury?
- What kind of injury?
- When did it happen?
- How was it treated?

¿Ha tenido Ud. alguna vez una herida en el ojo?
- ¿Qué clase de herida?
- ¿Cuándo la tuvo?
- ¿Qué tratamiento recibió?

Do you often have styes?

- How often?
- How are they treated?

¿Le salen orzuelos con frecuencia?
- ¿Con qué frecuencia?
- ¿Qué tratamiento se les da?

Do you have a history of high blood pressure or diabetes?

¿Tiene Ud. un historial de presión sanguínea alta o de diabetes?

FAMILY HISTORY

Has anyone in your family ever been treated for any of the following:
- Cataracts?
- Glaucoma?
- Blindness?
    Who was it?
    How was it treated?

¿Hay algún miembro de su familia que haya tenido alguno de los siguientes:
- ¿Cataratas?
- ¿Glaucoma?
- ¿Ceguera?
    ¿Quién fue?
    ¿Qué tratamiento recibió?

Does anyone in your family wear corrective lenses?
- Who wears them?
- How long have they worn them?
- Why do they wear them?

¿Hay algún miembro de su familia que use lentes correctivos?
- ¿Quién los usa?
- ¿Hace cuánto tiempo que los usan?
- ¿Por qué los usan?

HEALTH PATTERNS

Medications

Medicamentos

Do you take any medications?
- Prescription?
- Over the counter?
- Other?

¿Toma Ud. medicamentos?
- ¿De receta?
- ¿Sin receta?
- ¿Otro?

Which prescription medications do you take routinely?
- How often do you take them?
  Once daily?
  Twice daily?
  Three times daily?
  Four times daily?
  More often?

Which over-the-counter medications do you take routinely?

- How often do you take them?
  Once daily?
  Twice daily?
  Three times daily?
  Four times daily?
  More often?

Which medications do you take periodically?

Why do you take these medications?

What is the dosage for each medication?

How does each medication make you feel?

Are you allergic to any medications?
- Which medications?
- What happens when you have an allergic reaction?

Are you currently taking any prescription medications for your eyes?
- Which medications?
- How often?

Personal habits

Do you smoke or chew tobacco?
- What do you smoke?
  Cigarettes?
  Cigars?
  Pipe?

¿Qué medicamentos de receta toma Ud. por rutina?
- ¿Con qué frecuencia las toma?
  ¿Una vez al día?
  ¿Dos veces al día?
  ¿Tres veces al día?
  ¿Cuatro veces al día?
  ¿Con más frecuencia?

¿Qué medicamentos que no necesitan receta toma Ud. por rutina?
- ¿Con qué frecuencia los toma?
  ¿Una vez al día?
  ¿Dos veces al día?
  ¿Tres veces al día?
  ¿Cuatro veces al día?
  ¿Con más frecuencia?

¿Qué medicamentos toma Ud. periódicamente?

¿Por qué toma Ud. estos medicamentos?

¿Qué dosis toma Ud. de cada uno?

¿Cómo le hace sentirse a Ud. cada uno de estos medicamentos?

¿Es Ud. alérgica a algún medicamento?
- ¿A cuál o cuáles?
- ¿Qué pasa cuando Ud. tiene una reacción alérgica?

¿Toma Ud. actualmente medicamento(s) de receta?

- ¿Qué medicamento(s)?
- ¿Con qué frecuencia?

Hábitos personales

¿Fuma Ud. o masca tabaco?
- ¿Qué fuma?
  ¿Cigarrillos?
  ¿Cigaros (puros)?
  ¿Pipa?

- How long have you smoked or chewed tobacco?
- How many cigarettes, cigars, or pipes of tobacco do you smoke per day?
- How much tobacco do you chew per day?
- Did you ever stop?

  How long did it last?
  What method did you use to stop?

  Do you remember why you started again?

- If you do not use tobacco now, have you smoked or chewed tobacco in the past?
  What influenced you to stop?

Do you drink alcoholic beverages?
- What type?
  Beer?
  Wine?
  Hard liquor?
- How often do you drink?

- How many drinks?
  Spread over how much time?

When was your last eye examination?
- What were the results?

Activities

Do you engage in any sports?

Do you wear goggles when engaging in sports that might irritate or endanger the eye, such as swimming, fencing, or playing racquetball?

- ¿Hace cuánto tiempo que Ud. fuma o masca tabaco?
- ¿Cuántos cigarrillos, cigaros (puros) o pipas de tabaco fuma Ud. al día?
- ¿Cuánto tabaco masca al día?

- ¿Dejó Ud. el hábito alguna vez?
  ¿Cuánto tiempo le duró?
  ¿Qué método usó Ud. para dejar de fumar o mascar tabaco?
  ¿Recuerda Ud. por qué volvió a mascar o fumar otra vez?
- Si actualmente no usa tabaco, ¿ha Ud. fumado o mascado tabaco en tiempos pasados?
  ¿Qué influyó sobre Ud. para que dejara de usarlo?

¿Toma Ud. bebidas alcohólicas?

- ¿Qué tipo?
  ¿Cerveza?
  ¿Vino?
  ¿Aguardiente?
- ¿Con qué frecuencia bebe Ud.?
- ¿Cuántas bebidas?
  ¿Durante cuánto tiempo?

¿Cuándo tuvo Ud. su último reconocimiento de los ojos?
- ¿Cuáles fueron los resultados?

Actividades

¿Participa Ud. en algún deporte?

¿Se pone Ud. gafas protectoras cuando juega deportes que pudieran irritar o dañar los ojos, tal como nadar, esgrimir, o jugar al "raquetbol"?

If you are visually impaired, are your social activities curtailed?

- To what extent?

Si Ud. tiene la vista dañada, ¿se restringen sus actividades sociales?

- ¿Hasta que punto?

Environment

Does the air where you work or live contain anything that causes you eye problems, such as:
- Cigarette smoke?
- Chemicals?
- Glues?
- Formaldehyde insulation?
  What problems do you notice?

Medio ambiente

¿Qué el aire donde Ud. trabaja o vive le causa problemas con los ojos:

- ¿El humo de cigarrillos?
- ¿Productos químicos?
- ¿Pegamento, cola?
- ¿Insulación de formaldehído?
  ¿Qué problemas ha notado?

PSYCHOSOCIAL CONSIDERATIONS

Roles

How does wearing glasses or contact lenses make you feel about yourself?

Are your glasses or contact lenses a problem for you?

Papeles

¿Cómo le hace sentirse a sí mismo(a) el usar lentes correctivos o lentes de contacto?

¿Le causan a Ud. los lentes correctivos o de contacto un problema?

Responsibilities

Does your health insurance cover eye examinations and lenses?

Does your occupation require close use of your eyes, such as long-term reading or prolonged use of a video display terminal?

Do you wear goggles when working with power tools, chain saws, or table saws?

Do vision problems make it difficult to fulfill home or work obligations?

Responsabilidades

¿Qué su seguro médico cubre reconocimientos oculares y lentes correctivos?

¿Qué su trabajo requiere uso minucioso de los ojos, tal como el leer por mucho tiempo o uso prolongado ante una terminal de video?

¿Usa Ud. gafas de protección cuando trabaja con herramienta a motor, sierra de cadena o sierra de mesa?

¿Qué sus problemas de la vista le causan dificultad a Ud. en cumplir con sus obligaciones en casa o en el trabajo?

DEVELOPMENTAL CONSIDERATIONS

For the pediatric client

Does the infant gaze at you or other objects and blink at bright lights or quick, nearby movements?

Are the child's eyes ever crossed?

Do both eyes ever move in different directions?

• Which directions?

Does the child often rub the eyes?

Does the child squint frequently?

Does the child often bump into, or have difficulty picking up, objects?

Does the child sit close to the television at home?

How is the child's progress in school?

Does the child have to sit at the front of the classroom to see the chalkboard?

For the elderly client

Do your eyes feel dry?

Do you have difficulty seeing to the side but not in front of you?

Do you have problems with glare?

Do you have any problems discerning colors?

Do you have difficulty seeing at night?

• What improves this?

Para el (la) cliente pedíatra

¿Qué la criatura le mira fijamente a Ud. o a otros objetos y parpadea al ver luces brillantes o movimientos rapidos de objetos cercanos?

¿Hay veces que la criatura tiene bizquera?

¿Hay ocasiones cuando los dos ojos se mueven en diferente direcciones?

• ¿En qué direcciones?

¿Qué la criatura se frota los ojos con frecuencia?

¿Qué el niño (la niña) mira con frecuencia con los ojos entrecerrados?

¿Se da el niño (la niña) golpes contra objetos con frecuencia o tiene dificultad en recoger objetos?

¿Se sienta el niño (la niña) muy cerca ante la televisión?

¿Ha hecho progreso el niño (la niña) en el colegio?

¿Se tiene que sentar la criatura en la parte delantera de la clase para poder ver la pizarra?

Para el (la) cliente anciano(a)

¿Se le sienten secos los ojos?

¿Tiene Ud. dificultad en ver de lado pero no de frente?

¿Tiene Ud. problema con la luz relumbrante?

¿Tiene problemas en distinguir los colors?

¿Tiene Ud. dificultad en ver de noche?

• ¿Qué es lo que mejora esto?

CHAPTER 7

EARS

CURRENT HEALTH PROBLEMS

Hearing changes	Cambios en el oído
Have you recently noticed a change in your hearing?	**¿Ha notado Ud. últimamente un cambio en su hábilidad de oír?**
• When did you first notice it?	• ¿Cuándo lo notó Ud. por primera vez?
• How long have you had it?	• ¿Hace cuánto tiempo que lo tiene?
Is the change only in one ear?	**¿Es el cambio sólo en un oído?**
• Which ear?	• ¿Qué oído?
Did the change come on suddenly?	**¿Fue súbito este cambio?**
• When?	• ¿Cuándo?
When does the change in hearing occur?	**¿Cuándo ocurre el cambio en el oído?**
• With all sounds?	• ¿Con todos los sonido?
• High-pitched sounds only?	• ¿Sólo con sonidos agudos?
• Low-pitched sounds only?	• ¿Sólo con sonidos de tono grave?
Is the change always present?	**¿Está el cambio siempre presente?**
• When does it occur?	• ¿Cómo ocurre?
How would you describe the change?	**¿Cómo describiría Ud. el cambio?**
• Muffling?	• ¿Amortiguado?
• Ringing?	• ¿Zumbido?
• Crackling?	• ¿Crujiente?
• Other?	• ¿Otro?
Do you have any other symptoms, such as:	**¿Tiene Ud. otos síntomas, tal como:**
• Pain?	• ¿Dolor?
• Ringing?	• ¿Zumbido?
• Headache?	• ¿Dolor de cabeza?
• Pressure?	• ¿Presión?
• Dizziness?	• ¿Mareo?
What aggravates it?	**¿Qué es lo que lo agrava?**

What improves it?	**¿Qué es lo que lo alivia?**

Tinnitus

Tinnitus

Have you noticed a ringing in your ears?	**¿Ha notado Ud. un zumbido en los oídos?**
• When did you first notice it?	• ¿Cuándo lo notó por primera vez?
• How long have you had it?	• ¿Hace cuánto tiempo que lo tiene?
Is the ringing only in one ear?	**¿Es el zumbido sólo en un oído?**
• Which ear?	• ¿En qué oído?
Did the ringing come on suddenly?	**¿Le vino a Ud. el zumbido de repente?**
• When?	• ¿Cuándo?
Does the ringing occur all the time?	**¿Tiene Ud. el zumbido todo el tiempo?**
• How often does it occur?	• ¿Con qué frecuencia le ocurre?
• How long does it last?	• ¿Cuánto tiempo le dura?
• Is there anything that seems to occur before the ringing starts?	• ¿Qué hay algo que ocurre antes de comenzar el zumbido?
What?	¿Qué?
What aggravates the ringing?	**¿Qué agrava el zumbido?**
What relieves the ringing?	**¿Qué alivia el zumbido?**
Do any other symptoms accompany the ringing?	**¿Va acompañado este zumbido con otros síntomas?**
• What?	• ¿Cuáles?

MEDICAL HISTORY

Have you ever had trouble with earwax?	**¿Ha tenido Ud. molestia con cerilla en los oídos?**
• When?	• ¿Cuándo?
• How was it treated?	• ¿Qué tratamiento se les dio?
Have you ever had an ear injury?	**¿Ha tenido Ud. alguna vez una herida en el oído?**
• When?	• ¿Cuándo?
• What type of injury?	• ¿Qué tipo de herida?
• How was it treated?	• ¿Qué tratamiento se le dio?
Have you ever had a foreign body in your ear?	**¿Ha tenido Ud. alguna vez un objeto extraño en el oído?**
• When?	• ¿Cuándo?
• How was it treated?	• ¿Qué tratamiento se le dio?

Do you suffer from frequent ear infections?
- How often?
- How long do they last?

- How are they treated?

Have you ever had drainage from your ears?
- When?
- How was it treated?

Have you ever had problems with any of the following:

- Balance?
- Dizziness?
- Vertigo?
  - When?
  - How was it treated?

¿Sufre Ud. de frecuentes infecciones del oído?
- ¿Con qué frecuencia?
- ¿Cuánto tiempo le duran a Ud.?
- ¿Qué tratamiento se les ha dado?

¿Ha tenido Ud. drenaje de los oídos?
- ¿Cuándo?
- ¿Qué tratamiento se les dio?

¿Ha tenido Ud. alguna vez algunos de los siguientes problemas:
- ¿Equilibrio?
- ¿Mareo?
- ¿Vertigo?
  - ¿Cuándo?
  - ¿Qué tratamiento se le dio?

FAMILY HISTORY

Has anyone in your family ever had a hearing problem?

- Who was it?
- When did it occur?
- How was it treated?

¿Hay algún miembro de su familia que haya tenido problemas del oído?
- ¿Quién fue?
- ¿Cuándo ocurrió esto?
- ¿Qué tratamiento se le dio?

HEALTH PATTERNS

Medications

Do you take any medications?
- Prescription?
- Over the counter?
- Other?

Which prescription drugs do you take routinely?
- How often do you take them?

  Once daily?
  Twice daily?
  Three times daily?
  Four times daily?
  More often?

Medicamentos

¿Toma Ud. medicamentos?
- ¿De receta?
- ¿Sin necesidad de receta?
- ¿Otro?

¿Qué medicamentos de receta toma Ud. por rutina?
- ¿Con qué frecuencia los toma Ud.?

  ¿Una vez al día?
  ¿Dos veces al día?
  ¿Tres veces al día?
  ¿Cuatro veces al día?
  ¿Con más frecuencia?

Which over-the-counter medications do you take routinely?

- How often do you take them?
  Once daily?
  Twice daily?
  Three times daily?
  Four times daily?
  More often?

Which medications do you take periodically?

Why do you take these medications?

What is the dosage for each medication?

How does each medication make you feel?

Are you allergic to any medications?
- Which medications?
- What happens when you have an allergic reaction?

Have you been taking any prescription medications, over-the-counter medications, or home remedies for your ears?

- What?
- How often do you use them?

Personal habits

Do you smoke?
- What do you smoke or do you chew tobacco?
  Cigarettes?
  Cigars?
  Pipe?
  Chew tobacco?
- How long have you smoked or chewed tobacco?
- How many cigarettes, cigars, or pipes of tobacco do you smoke per day?

¿Qué medicamentos que no necesitan receta toma Ud. por rutina?

- ¿Con qué frecuencia los toma?
  ¿Una vez al día?
  ¿Dos veces al día?
  ¿Tres veces al día?
  ¿Cuatro veces al día?
  ¿Con más frecuencia?

¿Qué medicamentos toma Ud. periódicamente?

¿Por qué toma Ud. estos medicamentos?

¿Qué dosis toma Ud. de cada medicamento?

¿Cómo le hace a Ud. sentirse cada uno de estos medicamentos?

¿Es Ud. alérgico(a) a algún medicamento?
- ¿A qué medicamentos?
- ¿Qué pasa cuando Ud. tiene una reacción alérgica?

¿Toma Ud. actualmente medicamentos de receta, medicamentos que no necesitan receta o remedios caseros para el oído?
- ¿Cuál (cuáles)?
- ¿Con qué frecuencia?

Hábitos personales

¿Fuma Ud.?
- ¿Qué fuma Ud. o masca Ud. tabaco?
  ¿Cigarrillos?
  ¿Cigaros (puros)?
  ¿Pipa?
  ¿Masca Ud. tabaco?
- ¿Hace cuánto tiempo que Ud. fuma o masca tabaco?
- ¿Cuántos cigarrillos, cigaros (puros) o pipas de tabaco fuma Ud. al día?

- How much tobacco do you chew per day?
- Did you ever stop?

  How long did it last?
  What method did you use to stop?
- Do you remember why you started again?
- If you do not use tobacco now, have you smoked or chewed tobacco in the past?
  What influenced you to stop?

Do you drink alcoholic beverages?
- What type?
  Beer?
  Wine?
  Hard liquor?
- How often do you drink?

- How many drinks?
  Spread over how much time?

When was your last ear examination and hearing test?
- What were the results?

How do you routinely care for your ears?

Do you wear a hearing aid?
- In which ear?
- Do you wear it all the time?

- How long have you had it?

- For what reason did you get it?

Activities

Does your hearing difficulty interfere with your daily activities?
- How?

- ¿Cuánto tabaco masca Ud. al día?
- ¿Ha dejado Ud. el hábito alguna vez?
  ¿Por cuánto tiempo lo dejó?
  ¿Qué método uso Ud. para dejarlo?
- ¿Recuerda Ud. por qué volvió a usarlo?
- Si actualmente no usa tabaco, ¿ha Ud. fumado o mascado tabaco en tiempos pasados?
  ¿Qué influyó sobre Ud. para dejar de usar tabaco?

¿Toma Ud. bebidas alcohólicas?

- ¿Qué tipo?
  ¿Cerveza?
  ¿Vino?
  ¿Aguardiente?
- ¿Con qué frecuencia bebe Ud.?
- ¿Cuántas bebidas?
  ¿Durante cuánto tiempo?

¿Cuando tuvo Ud. su último reconocimiento del oído?
- ¿Cuáles fueron los resultados?

¿Por rutina qué cuidado le da Ud. a los oídos?

¿Usa Ud. un audífono?
- ¿En qué oído?
- ¿Se lo pone Ud. todo el tiempo?
- ¿Hace cuánto tiempo que Ud. lo tiene?
- ¿Por qué lo obtuvo Ud.?

Actividades

¿La dificultad de oír le interfiere a Ud. en su vida cotidiana?

- ¿Cómo?

Do you listen to loud music or turn up the television volume?	¿Escucha la música demasiado alta o pone Ud. la televisión más fuerte?
• How often?	• ¿Con qué frecuencia?
• For how long each time?	• ¿Por cuánto tiempo cada vez?

Environment

El ambiente

Are you around loud equipment, such as heavy machinery, airguns, or airplanes?	¿Está Ud. alrededor de equipos ruidosos, tal como maquinaria pesada, pistolas de aire o aeroplanos?
• How long are you exposed to them per day?	• ¿Por cuánto tiempo al día está Ud. expuesto a ellos?
• Do you wear protective ear coverings when you are exposed to them?	• ¿Usa protectores para el oído cuando Ud. está expuesto(a) a ellos?

PSYCHOSOCIAL CONSIDERATIONS

Roles

Papeles

Has your hearing difficulty affected the way you feel about yourself?	¿Qué su dificultad en oír le ha afectado la manera que Ud. se siente de sí mismo(a)?
• How?	• ¿Cómo?

Responsibilities

Responsabilidades

Does your hearing difficulty interfere with your daily work?	¿Qué su dificultad en oír interfiere con su vida cotideana?
• How?	• ¿Cómo?
Does your hearing difficulty affect your relationships with other people?	¿Qué su dificultad en oír afecta sus relaciones con otras personas?
• How?	• ¿Cómo?

DEVELOPMENTAL CONSIDERATIONS

For the pediatric client

Para el (la) cliente pedíatra

Does the infant respond to loud or unusual noises?	¿Responde el (la)infante a ruídos fuertes o extraños?
Does the infant babble?	¿Balbucea el(la) infante?
Does the toddler rely on gestures and make no attempt to produce sounds?	¿Qué el (la) pequeño(a) depende de ademanes y no trata de responder con sonidos?

Is the toddler speaking appropriately for his or her age?

¿Habla el (la) pequeño(a) adecuadamente para su edad?

Have you noticed the child tugging at either ear?
• Which ear?

¿Ha notado Ud. si la criatura tira de un oído?
• ¿De que oído?

Have you noticed any coordination problems?
• What?
• When did you first notice the problem?

¿Ha notado Ud. problemas de coordinación?
• ¿Cuáles?
• ¿Cuándo notó Ud. el problema por primera vez?

Has the child had any of the following:
• Meningitis?
• Recurrent otitis media?
• Mumps?
• Encephalitis?
  When?
  How was it treated?

¿Ha tenido la criatura cualesquiera de las siguientes:
• ¿Meningitis?
• ¿Recurrencia de otitis media?
• ¿Parotiditis (paperas)?
• ¿Encefalitis?
  ¿Cuándo?
  ¿Qué tratamiento se les dio?

For the elderly client

Para el (la) cliente anciano(a)

Have you noticed any change in your hearing recently?

¿Ha notado Ud. recientemente algún cambio en su hábilidad de oír?

• What kind of change?
• Is the change in only one ear?
  Which ear?

• ¿Qué clase de cambio?
• ¿Es el cambio sólo en un oído?
  ¿Qué oído?

Do you wear a hearing aid?
• In which ear?
• How long have you had it?

• How do you care for it?

¿Usa Ud. audífono?
• ¿En qué oído?
• ¿Hace cuánto tiempo que lo tiene?
• ¿Cómo lo cuida Ud.?

CHAPTER 8

RESPIRATORY SYSTEM

CURRENT HEALTH PROBLEMS

Chest pain

Do you have chest pain?

- Is it constant?
- Is it intermittent?
- Where is it located?

Do any activities produce the pain?

Does pain occur when you breathe normally or when you breathe deeply?

Confusion

Do you ever feel confused, restless, or faint?

- When does it occur?
- How long does it last?

Cough

Do you have a cough?

- What does it sound like?
  Dry?
  Hacking?
  Barking?
  Congested?
- Does it usually occur at a certain time of day?
  When?

Do you cough up sputum?

- How much do you cough up each day?
- What color is it?
- How does it smell?
- Is it thick or thin?
- What time of day do you cough up the most sputum?

Dolor del tórax (pecho)

¿Tiene Ud. dolor de tórax (pecho)?

- ¿Es constante?
- ¿Es intermitente?
- ¿Dónde se localiza el dolor?

¿Qué actividad o actividades producen el dolor?

¿Tiene Ud. el dolor cuando respira normalmente o cuando respira profundamente?

Confusión

¿Alguna vez siente Ud. confusión, desasosiego o desmayo?

- ¿Cuándo ocurre esto?
- ¿Cuánto tiempo dura?

Tos

¿Tiene Ud. tos?

- ¿Qué sonido tiene?
  ¿Seco?
  ¿Tos seca?
  ¿Tos perruna?
  ¿Congestionada?
- ¿Por lo general, ocurre a cierta hora del día?
  ¿Cuándo?

¿Expectora Ud.?

- ¿Cuánto expectora Ud. al día?

- ¿De qué color es?
- ¿Qué olor tiene?
- ¿Es el esputo denso o claro?
- ¿A qué hora del día espectora Ud. más?

Morning?

Night?

After meals?

¿Por la mañana?

¿Por la noche?

¿Después de las comidas?

Fluid retention

Do you suffer from ankle swelling or shortness of breath at night?

Have you noticed any weight gain recently?
• How much weight have you gained?

Retención de fluido

¿Sufre Ud. de inflamación del tobillo o de falta de respiración por la noche?

¿Ha notado Ud. algún aumento de peso recientemente?
• ¿Cuánto peso ha aumentado?

Shortness of breath

Do you have shortness of breath?
• Is it constant?
• Is it intermittent?
• Does position, medications, or relaxation relieve it?

Do your lips or nail beds ever turn blue?

Does body position affect your breathing?
• How?

Does time of day affect your breathing?
• What time of day?

Does a particular activity affect your breathing?
• Which activity?
  Bathing?
  Walking?
  Running?
  Climbing stairs?
  Other?

How many stairs can you climb, or blocks can you walk, before you feel short of breath?

Falta de respiración

¿Sufre Ud. de falta de respiración?
• ¿Es constante?
• ¿Es intermitente?
• ¿Qué postura, medicamentos o descanso la alivia?

¿Qué alguna vez los labios o el lecho de la uña se ponen azules?

¿Qué la postura del cuerpo le afecta su respiración?
• ¿Cuánto?

¿Qué la hora del día afecta su respiración?
• ¿A qué hora del día?

¿Qué alguna actividad en particular le afecta su respiración?
• ¿Qué actividad?
  ¿El bañarse?
  ¿El caminar?
  ¿El correr?
  ¿El subir escaleras?
  ¿Otro?

¿Cuántos escalones puede Ud. subir o cuántas calles puede caminar antes de sentir falta de respiración?

MEDICAL HISTORY

Have you had any lung problems, such as asthma or tuberculosis?
- What type of problem?
- How long did it last?
- How was the problem treated?

¿Ha tenido Ud. problemas de los pulmones, tal como asma o tuberculosis?
- ¿Qué tipo de problema?
- ¿Cuánto tiempo duró?
- ¿Qué tratamiento recibió?

Have you been exposed to anyone with a respiratory disease?
- What type of disease?
- When were you exposed?

¿Ha estado Ud. expuesto(a) a alguna persona que tenga una enfermedad respiratoria?
- ¿Qué clase de enfermedad?
- ¿Cuándo estuvo Ud. expuesto(a)?

Have you had chest surgery or any diagnostic study of the lungs?
- What type?
- Why did you have it?

¿Ha tenido Ud. cirugía de los pulmones o se le ha hecho un estudio diágnostico de los pulmones?
- ¿Qué tipo?
- ¿Por qué tuvo la cirugía o por qué se le hizo el estudio?

When was your last chest X-ray?

¿Cuándo se le tomó a Ud. la última radiografía de los pulmones?

When was your last tuberculosis test?

¿Cuándo se le hizo a Ud. el último análisis para la tuberculosis?

Do you use any home remedies for respiratory problems?
- What do you use?

¿Usa Ud. remedios caseros para sus problemas respiratorios?
- ¿Qué usa Ud?

Do you have allergies that flare up in different seasons?
- What causes them?
- Do they cause any of the following:
    Runny nose?
    Itching eyes?

    Congestion?
    Other symptoms?
- What do you do to relieve these symptoms?

¿Tiene Ud. alergias que se exacerban durante diferentes temporadas del año?
- ¿Qué es lo que las causa?
- ¿Le causan a Ud. alguno de los siguientes síntomas:
    ¿Le gotea a Ud. la nariz?
    ¿Tiene Ud. comezón en los ojos?
    ¿Está Ud. constipado?
    ¿Otros síntomas?
- ¿Qué hace Ud. para aliviar estos síntomas?

Have you ever been vaccinated against flu or pneumonia?	**¿Se le ha vacunado a Ud. contra la influenza o la pulmonía?**
• What type of vaccination did you receive?	• ¿Qué tipo de vacuna se le administró?
• When did you receive it?	• ¿Cuándo se le vacuno a Ud.?
In the last 1 to 2 months, have you had:	**En los últimos dos meses ¿ha tenido:**
• Fever?	• ¿Fiebre?
• Chills?	• ¿Calosfrío?
• Fatigue?	• ¿Fatiga?
• Night sweats?	• ¿Sudor nocturno?
Have you ever had a blood test that showed you had anemia?	**¿Ha tenido Ud. un análisis de la sangre que haya indicado que tenía anemia?**
• When?	• ¿Cuándo?
Do you ever have sinus pain?	**¿Alguna vez le duelen a Ud. los senos?**
Do you ever have nasal discharge or postnasal drip?	**¿Qué alguna vez ha tenido descarga nasal o goteo posnasal?**
Do you ever have a bad taste in your mouth or bad breath?	**¿Qué alguna vez tiene Ud. mal sabor en la boca o mal aliento?**

FAMILY HISTORY

Has any member of your family had any of the following:	**¿Qué algún miembro de su familia tuvo alguno de los siguientes:**
• Emphysema?	• ¿Enfisema?
• Asthma?	• ¿Asma?
• Respiratory allergies?	• ¿Alergias del sistema respiratorio?
• Tuberculosis? Did you have contact with the family member who had tuberculosis?	• ¿Tuberculosis? ¿Estuvo Ud. en contacto con el miembro de la familia que tiene tuberculosis?
When?	¿Cuándo?

HEALTH PATTERNS

Medications	Medicamentos
Do you ever use over-the-counter nasal sprays or inhalers?	**¿Alguna vez usa Ud. neblina nasal sin receta o inhaladores?**
• What kind do you use?	• ¿Qué clase usa Ud.?

- How frequently do you use them?

Do you take any over-the-counter or prescription medications for your respiratory difficulties?
- Which medications?
- How often do you take them?
- When did you last take these medications?

Do you use a nebulizer or other breathing treatment?
- What condition does it treat?
- What dose do you use?
- How often do you have a treatment?
- Do you ever experience any side effects from the treatment?
- Do you follow special instructions for using the treatment?
- When did you last do a treatment?

Do you use oxygen at home?
- Do you use a cannula or a mask?
- How often do you use it?
  Continuously?
  Intermittently?
- What is the liter flow rate of oxygen?
  At rest?
  With activity?
- Must you follow any special instructions?
- How long have you been using oxygen at home?
- Who is your supplier?
- Does your insurance cover the cost of oxygen therapy?

Do you take any other medications?
- Prescription?

- ¿Con qué frecuencia lo usa Ud.?

¿Toma Ud. medicamentos sin necesidad de receta o de receta para sus dificultades respiratorias?
- ¿Qué medicamentos?
- ¿Con qué frecuencia los toma Ud.?
- ¿Cuándo fue la última vez que tomó estos medicamentos?

¿Usa Ud. un nebulizador u otro tratamiento para respirar?
- ¿Para qué condición usa Ud. el tratamiento?
- ¿Qué dosis se le dio?
- ¿Con que frecuencia tiene Ud. un tratamiento?
- ¿Qué alguna vez tiene Ud. efectos secundarios a causa del tratamiento?
- ¿Sigue Ud. instrucciones especiales para el uso del tratamiento?
- ¿Cuándo tuvo Ud. el último tratamiento?

¿Usa Ud. oxígeno en casa?
- ¿Usa Ud. una cánula o máscara?
- ¿Con que frecuencia la usa?
  ¿Continuamente?
  ¿Intermitentemente?
- ¿Cuál es el caudal medio de un litro de oxígeno?
  ¿En reposo?
  ¿Con actividad?
- ¿Tiene Ud. que seguir instrucciones especiales?
- ¿Hace cuánto tiempo que Ud. usa oxígeno en casa?
- ¿Quién es su proveedor?
- ¿Cubre su seguro el costo de terapia de oxígeno?

¿Toma Ud. otros medicamentos?
- ¿De receta?

- Over the counter?
- Other?

Which prescription medications do you take routinely?
- How often do you take them?
  - Once daily?
  - Twice daily?
  - Three times daily?
  - Four times daily?
  - More often?

Which over-the-counter medications do you take routinely?

- How often do you take them?
  - Once daily?
  - Twice daily?
  - Three times daily?
  - Four times daily?
  - More often?

Which medications do you take periodically?

Why do you take these medications?

What is the dosage for each medication?

How does each medication make you feel?

Are you allergic to any medication?
- Which medications?
- What happens when you have an allergic reaction?

Personal habits

Do you smoke or chew tobacco?
- What do you smoke?
  - Cigarettes?
  - Cigars?
  - Pipe?
- How long have you smoked or chewed tobacco?

- ¿Sin necesidad de receta?
- ¿Otro?

¿Qué medicamentos de receta toma Ud. con rutina?
- ¿Con qué frecuencia los toma?
  - ¿Una vez al día?
  - ¿Dos veces al día?
  - ¿Tres veces al día?
  - ¿Cuatro veces al día?
  - ¿Con más frecuencia?

¿Qué medicamentos que no necesitan receta toma Ud. por rutina?
- ¿Con qué frecuencia los toma?
  - ¿Una vez al día?
  - ¿Dos veces al día?
  - ¿Tres veces al día?
  - ¿Cuatro veces al día?
  - ¿Con más frecuencia?

¿Qué medicamentos toma Ud. periodicamente?

¿Por qué toma Ud. estos medicamentos?

¿Qué dosis toma Ud. de cada uno de estos medicamentos?

¿Cómo le hace a Ud. sentirse cada uno de estos medicamentos?

¿Es Ud. alergico(a) a algún medicamento?
- ¿Qué medicamentos?
- ¿Qué pasa cuando Ud. tiene una reacción algérgica?

Hábitos personales

¿Fuma Ud. o masca tabaco?
- ¿Qué fuma Ud.?
  - ¿Cigarrillos?
  - ¿Cigaros (puros)?
  - ¿Pipa?
- ¿Hace cuánto tiempo que Ud. fuma o masca tabaco?

- How many cigarettes, cigars, or pipes of tobacco do you smoke each day?
- How much tobacco do you chew each day?
- Did you ever stop?

  How long did it last?
  What method did you use to stop?
- Do you remember why you started again?

- If you do not use tobacco now, have you smoked or chewed tobacco in the past?

  What influenced you to stop?

Do you drink alcoholic beverages?
- What type?
  Beer?
  Wine?
  Hard liquor?
- How often do you drink?

- How many drinks?
  Spread over how much time?

• ¿Cuántos cigarrillos, cigaros (puros) o pipas de tabaco fuma Ud. al día?
• ¿Cuánto tabaco masca Ud. diario?
• ¿Dejó Ud. alguna vez de fumar o mascar tabaco?
  ¿Cuánto tiempo duró?
  ¿Qué método usó Ud. para dejar de fumar o mascar?
• ¿Recuerda Ud. por qué volvió a comenzar a fumar o mascar tabaco otra vez?
• Si Ud. no usa tabaco actualmente, ¿ha Ud. fumado o mascado tabaco en tiempos pasados?
  ¿Qué influyó sobre Ud. para dejar el hábito?

¿Bebe Ud. bebidas alcohólicas?
• ¿Qué clase?
  ¿Cerveza?
  ¿Vino?
  ¿Aguardiente?
• ¿Con qué frecuencia bebe Ud.?
• ¿Cuántas bebidas?
  ¿Durante cuánto tiempo?

Sleep patterns

How many pillows do you use when sleeping?
- Are you using more or fewer pillows than you used to?

Have your sleep patterns changed because of breathing problems?

Hábitos de dormir

¿Cuántos almohadas usa Ud. para dormir?
• ¿Usa Ud. más o menos almohadas de las que usaba antes?

¿Han cambiado sus hábitos de dormir a causa de sus problemas de la respiración?

Activities

Does your breathing problem affect your daily activities?

- Which activities can you manage without help?

Actividades

¿Qué su problema de la respiración le afecta a sus actividades cotindeanas?
• ¿Con qué actividades puede Ud. darse abasto sin ayuda?

- Which activities can you manage with help?
- Which activities are you unable to manage?
- What (or who) helps you when you need it?

How do your current activities compare with those before your breathing problems started?

Do you have any hobbies that expose you to respiratory irritants, such as glues, paints, or sprays?

Nutrition

Do you have any difficulty breathing when eating?
- What happens to you?

Do you eat three large meals or several small meals each day?

Sexual patterns

Has your breathing problem affected your sexual activity in any way?
- Have you found ways to decrease the effect of breathing problems on sexual activity?
- Would you care to discuss them?

Environment

How many people live with you?

Do you have pets?
- Does the animal's fur or feathers bother you?
- How does it bother you?
  Runny nose?
  Cough?
  Other?

What type of home heating do you have?

- ¿Con qué actividades se puede Ud. dar abasto con ayuda?
- ¿Con qué actividades no se da Ud. abasto?
- ¿Qué o quién le ayuda a Ud. cuando necesita ayuda?

¿Cómo se comparan sus actividades actuales con las anteriores a sus problemas del sistema respiratorio?

¿Tiene pasatiempos favoritos que lo (la) exponen a Ud. a irritantes respiratorios?

Alimentación

¿Tiene Ud. dificultad en respirar cuando come?
- ¿Qué le pasa a Ud.?

¿Come Ud. tres comidas grandes o varias comidas pequeñas?

Normas sexuales

¿Qué su problema respiatorio le ha afectado a su actividad sexual de algún modo?
- ¿Ha Ud. encontrado manera de aminorar el efecto de sus problemas respiatorios en su actividad sexual?
- ¿Quiere Ud. hablar sobre ellos?

Medio ambiente

¿Cuántas personas viven con Ud.?

¿Tiene Ud. animales?
- ¿Le molestan a Ud. el pelaje o las plumas del animal?
- ¿Cómo le molestan?
  ¿Le gotea a Ud. la nariz?
  ¿Toce?
  ¿Otro?

¿Qué tipo de calefacción tiene Ud. en casa?

Are there any respiratory irritants in your home, such as fresh paint, cleaning sprays, or heavy cigarette smoke?

¿Hay en su casa agentes irritantes que le afectan la respiración, tal como pintura fresca, nebulización de productos de limpieza o denso humo de cigarrillos?

PSYCHOSOCIAL CONSIDERATIONS

Coping skills

Habilidad de darse abasto

Does stress at home or work affect your breathing?

¿La tensión en casa o en el trabajo le afecta el respirar?

Do you have any special measures for stress management?
• What are they?

¿Tiene Ud. algunas medidas especiales para tratar la tensión?
• ¿Cuáles son?

Roles

Papeles

What impact has your respiratory illness had on you and your family?

¿Qué impacto ha tenido su enfermedad respiratoria en Ud. y en su familia?

How have family members reacted to your respiratory illness?

¿Cómo han reaccionado los miembros de la familia a la enfermedad respiratoria de Ud.?

Do you have family and friends you can depend on for support?

¿Tiene familia o amistades en quienes Ud. puede depender para que le den apoyo?

Responsibilities

Responsabilidades

What is your current occupation?

¿Cuál es su ocupación de trabajo actual?

What were your previous occupations?

¿Cuáles fueron sus ocupaciones de trabajo anteriores?

Are you exposed to any known respiratory irritants at work?

¿En su trabajo está Ud. expuesto(a) a agentes irritantes que le afectan a la respiración, que Ud. sepa?

• Do you use safety measures during exposure?

• ¿Usa Ud. medidas de seguridad mientras está expuesto(a)?

Can you afford the medications, equipment, and oxygen required for your respiratory illness?

¿Puede Ud. afrontar el gasto de medicamentos, el equipo y el oxígeno necesario para su enfermedad respiratoria?

Are you able to meet family responsibilities?
- Is this a problem?

¿Puede Ud. darse abasto con las responsabilidades de familia?
- ¿Es esto un problema?

DEVELOPMENTAL CONSIDERATIONS

For the pediatric client

Para el (la) cliente pediátrico(a)

Did the mother have any pregnancy-related problems?

¿Tuvo la madre problemas relacionados con el embarazo?

Was the pregnancy carried to term?
- What care did the premature infant require?

¿Llegó el embarazo a su termino?
- ¿Qué cuidado necesito el (la) infante prematuro(a)?

Did the infant have any respiratory problems at birth?
- How were they treated?

¿Tuvo el (la) infante problemas respiratorios al nacer?
- ¿Qué tratamiento se les dio?

Does the infant suffer from frequent congestion, runny nose, or colds?

¿Sufre el (la) infante de frecuente constipación, goteo de nariz o catarro?

Does shortness of breath interfere with the infant's ability to nurse?

¿Qué la falta de respiración interfiere con la habilidad de mamar del (de la)infante?

Does the child cough at night?
- Does the cough awaken the child?

¿Toce el (la) infante por la noche?
- ¿Qué el tocer despierta al niño (a la niña)?

Does coughing or shortness of breath interfere with the child's play or school activities?

¿Qué el tocer o la falta de respiración interfiere con el juego o con las actividades escolares del niño (de la niña)?

For the elderly client

Para el (la) cliente anciano(a)

Are you aware of any changes in your breathing patterns?

¿Está Ud. conciente de algún cambio en su manera de respirar?

Do you become easily fatigued when climbing stairs?

¿Se fatiga Ud. con facilidad al subir escaleras?

Do you have trouble breathing when lying flat?

¿Tiene Ud. dificultad en respirar cuando se acuesta extendido(a)?

Do you seem to have more colds that last longer?

¿Le parece a Ud. que le dan más catarros que le duran por más tiempo?

CHAPTER 9

CARDIOVASCULAR SYSTEM

CURRENT HEALTH PROBLEMS

Chest pain	Dolor de pecho

Do you ever have chest pain or discomfort?
- How would you characterize the pain?
  Constant?
  Intermittent?

¿Alguna vez tiene Ud. dolor de pecho o molestia?
- ¿Cómo lo describiría?

  ¿Constante?
  ¿Intermitente?

Where in your chest do you feel the pain?
- Can you point to where you feel the pain?

¿En que parte del pecho siente Ud. el dolor?
- ¿Puede Ud. señalar con el dedo donde siente el dolor?

Does it radiate to any other area?

¿Se irradia este dolor a otra parte del cuerpo?

What does the pain feel like?
- Crushing or squeezing?
- Someone or something heavy is pressing on your chest?

- Pressure or tightness?
- Dull ache?
- Burning sensation?
- Sharp or stabbing like a knife?

- Ripping or tearing sensation?

¿Qué clase de dolor es?
- ¿Aplastador o apretador?
- ¿Cómo si alguien o algo pesado estuviera oprimiendo su pecho?
- ¿Presión o tensión?
- ¿Dolor sordo?
- ¿Sensación de ardor?
- ¿Agudo o apuñalador como un cuchillo?
- ¿Sensación rasgadora o desgarrante?

How long have you been having this chest pain?
- Did it start recently?
- Over the last few hours, days, or weeks?

¿Hace cuánto tiempo que Ud. tiene este dolor de pecho?
- ¿Comenzó hace poco?
- ¿Hace unas horas, días o semanas?

How long does an attack last?
- Seconds?
- Minutes?
- Hours?
- Days?

¿Cuánto tiempo dura el ataque?
- ¿Segundos?
- ¿Minutos?
- ¿Horas?
- ¿Días?

Dizziness

Do you ever feel dizzy when you change positions?
- When does it happen?
  Changing from lying to sitting?
  Changing from sitting to standing?
  Other?

Fatigue

Do you tire more easily than you used to?

What type of activity causes you to feel fatigued?
- How long can you perform this activity before you feel fatigued?

Does rest relieve the fatigue?

Fluid retention

Do your shoes or rings feel tight?

Do your ankles or feet feel swollen?

How long have you felt this way?

Palpitations

Does your heart ever feel like it is pounding, racing, or skipping beats?
- What does it feel like?

When does this feeling occur?
- While resting?
- During an activity?
- After an activity, such as exercising or walking up steps?
- After eating?

Mareo

¿Hay veces cuando Ud. siente mareo al cambiar de postura?
- ¿Cuándo ocurre?
  ¿Cuándo cambia de estar acostado al sentarse?
  ¿Cuándo cambia de estar sentado al pararse?
  ¿En otra ocasión?

Fatiga

¿Se cansa Ud. con más facilidad que antes?

¿Qué tipo de actividad le hace sentirse cansado?
- ¿Por cuánto tiempo puede Ud. hacer esa actividad antes de sentirse cansado?

¿El reposo le mitiga el cansancio?

Retencion de liquidos

¿Le aprietan los zapatos o los anillos?

¿Siente Ud. que se le hinchan los tobillos o los pies?

¿Hace cuánto tiempo se ha sentido así?

Palpitaciones

¿Siente Ud. alguna vez que el corazón le golpea, le late aceleradamente o se salta latidos?
- ¿Cómo se siente cuando esto ocurre?

¿Cuándo ocurre esta sensación?
- ¿Al descansar?
- ¿Al hacer alguna actividad?
- ¿Después de desempeñar una actividad, tal como hacer ejercicio o subir escalones?
- ¿Después de comer?

Shortness of breath

Have you ever experienced shortness of breath?
- When did it occur?

Is it related to any activity?

- Which activity?

Is it accompanied by coughing?

Skin ulcerations

Do you have any ulcers or sores on your legs?
- Are they healing?
- Are they getting better or worse?

How long have you had them?

Have you ever been treated for them?

How were they treated?
- What did you use?

Do you notice any change in the feeling in your legs?

Falta de respiracion

¿Alguna vez ha sentido Ud. que le falta la respiración?
- ¿Cuándo ocurrió?

¿Está relacionado a alguna actividad?

- ¿A qué actividad?

¿Va acompañado de tos?

Ulceración de la piel

¿Tiene Ud. úlceras o llagas en las piernas?
- ¿Se están cicatrizando?
- ¿Se están mejorando o empeorando?

¿Hace cuánto timpo que las tiene?

¿Alguna vez ha recibido Ud. tratamiento para ellas?

¿Qué tratamiento se les dio?
- Si lo recibió, ¿qué usó?

¿Ha notado Ud. algún cambio en la sensación de las piernas?

MEDICAL HISTORY

Were you born with a heart problem?
- When was it treated?
- How was it treated?

Have you had rheumatic fever?

- When?

Have any heart problems resulted from the rheumatic fever?

Have you ever been told you had a heart murmur?

- Who told you about it?
- When did you find out about it?

¿Nació Ud. con algún problema cardiaco?
- ¿Cuándo recibió tratamiento?
- ¿Cómo se le trató?

¿Ha tenido Ud. fiebre reumática?
- ¿Cuándo?

¿Le han resultado enfermedades del corazón a causa de la fiebre reumática?

¿Alguna vez se le ha dicho a Ud. que tenía un murmullo cardiaco?

- ¿Quién se lo dijo?
- Cuándo se enteró Ud. de esto?

Do you have any of the following conditions:
- High blood pressure?
- High cholesterol?
- Diabetes mellitus?

When was the disorder first diagnosed?

How do you manage it?
How has it affected your life-style?

Have you experienced any of the following:
- Chest pain?
- Shortness of breath?
- Fainting or dizziness?
- Foot or ankle swelling?
- Palpitations?
- Bluish discoloration of your skin?

When did it happen?
How long did it last?

Have you experienced confusion?

Have you felt fatigued in the past few months?
- What was the cause?
- How frequently has fatigue occurred?

Have you had dental work done or undergone an invasive procedure, such as cystoscopy or endoscopy, within the last few weeks?
- Which procedure was done?
- When was it done?

Have you ever had an allergic reaction to a medication?

- Which medication?
- How would you describe the reaction?

¿Tiene Ud. alguna de las siguientes condiciones:
- ¿Presión sanguínea alta?
- ¿Colesterol alto?
- Diabetes melitus (trastorno metabólico caracterizado por la disminución o pérdida de la capacidad para oxidar los carbohidratos)?

¿Cuándo se le diagnosticó por primera vez este desorden?

¿Cómo se las arregla?
¿Cómo le ha afectado su modo de vida?

¿Ha tenido Ud. alguno de los siguientes:
- ¿Dolor de pecho?
- ¿Falta de respiración?
- ¿Desmayo o mareo?
- ¿Hinchazón de pie o tobillo?
- ¿Palpitaciones?
- ¿Descoloramiento azulado de la piel?

¿Cuándo ocurrió esto?
¿Cuánto tiempo duró?

¿Se ha sentido Ud. desorientado?

¿Se ha sentido cansada en los últimos meses?
- ¿Cuál fue la causa?
- ¿Con qué frecuencia ha sentido cansancio?

En las últimas semanas, ¿se le ha hecho trabajo dental o ha tenido un procedimiento invasor, tal como cistoscopia o endoscopia?
- ¿Qué procedimiento fue?
- ¿Cuándo lo tuvo?

¿Ha tenido Ud. alguna vez una reacción alérgica a algún medicamento?
- ¿A qué medicamento?
- ¿Cómo describiría Ud. la reación?

FAMILY HISTORY

Has anyone in your family been treated for heart disease?	**¿Qué algún miembro de su familia ha recibido tratamiento para alguna enfermedad cardiaca?**

- How was the person related to you?
- What was the disorder?
- At what age did it occur?

- ¿Cómo está Ud. emparentado a esa persona?
- ¿Qué desorden tuvo?
- ¿A qué edad le ocurrió?

Has anyone in your family died suddenly of an unknown cause?

¿Qué algún miembro de su familia ha muerto repentinamente por causa desconocida?

Does anyone in your family have high blood pressure, high cholesterol, or diabetes mellitus?

¿Hay algien en su familia que tenga la presión sanguínea alta, colesterol alto o diabetes melitus?

- At what age did the disease develop?
- How is it treated?

- ¿A qué edad se le desarrolló la enfermedad?
- ¿Qué tratamiento recibe?

HEALTH PATTERNS

Medications

Medicamentos

Do you take any medications?

¿Toma Ud. algunos medicamentos?

- Prescription?
- Over the counter?
- Other?

- ¿De receta?
- ¿Sin receta?
- ¿De otra forma?

Which prescription medications do you take routinely?

¿Qué medicinas de receta toma Ud. habitualmente?

- How often do you take them?
  - Once a day?
  - Twice a day?
  - Three times a day?
  - Four times a day?
  - More often?

- ¿Con qué frecuencia las toma?
  - ¿Una vez al día?
  - ¿Dos veces al día?
  - ¿Tres veces al día?
  - ¿Cuatro veces al día?
  - ¿Con más frecuencia?

Which over-the-counter medications do you take routinely?

¿Qué medicinas sin receta toma Ud. habitualmente?

- How often do you take them?
  - Once a day?
  - Twice a day?
  - Three times a day?
  - Four times a day?
  - More often?

- ¿Con qué frecuencia las toma?
  - ¿Una vez al día?
  - ¿Dos veces al día?
  - ¿Tres veces al día?
  - ¿Cuatro veces al día?
  - ¿Con más frecuencia?

Which medications do you take periodically?	**¿Qué medicamentos toma Ud. periódicamente?**
Why do you take these medications?	**¿Por qué toma Ud. estos medicamentos?**
What is the dosage for each medication?	**¿Qué dosis toma para cada medicina?**
How does each medication make you feel?	**¿Cómo le hace sentirse cada uno de estos medicamentos?**
How does each medication make you feel?	**¿Cómo le hace sentirse cada uno de estos medicamentos?**
Are you allergic to any medications?	**¿Es Ud. alergico(a) a algún medicamento?**

- Which medications?
- What happens when you have an allergic reaction?

- ¿A qué medicamentos?
- ¿Qué pasa cuando Ud. tiene una reacción alérgica?

Personal habits

Costumbres personales

Do you smoke or chew tobacco?
- What do you smoke?
  Cigarettes?
  Cigars?
  Pipe?
- How long have you smoked or chewed tobacco?
- How many cigarettes, cigars, or pipes of tobacco do you smoke per day?
- How much tobacco do you chew per day?
- Did you ever stop smoking?
  How long did it last?

  What method did you use to stop?
- Do you remember why you started again?
- If you do not use tobacco now, have you smoked or chewed tobacco in the past?
  What influenced you to do so?

¿Fuma Ud. o masca tabaco?
- ¿Qué fuma?
  ¿Cigarrillos?
  ¿Cigaros (puros)?
  ¿Pipa?
- ¿Hace cuánto tiempo que fuma o masca tabaco?
- ¿Cuántos cigarrillos, puros o pipas de tabaco fuma Ud. al día?
- ¿Cuánto tabaco masca al día?
- ¿Dejó Ud. el hábito alguna vez?
  ¿Cuánto tiempo duró sin fumar?
  ¿Qué método uso Ud. para dejar de fumar?
- ¿Recuerda Ud. porque volvió a fumar o mascar tabaco?
- Si no usa Ud. tabaco actualmente, ¿ha fumado o mascado tabaco anteriomente?
  ¿Qué influencia ejerció sobre Ud. en su decisión?

Do you drink alcoholic beverages?
- What type?
  Beer?

¿Toma Ud. bebidas alcohólicas?
- ¿Qué clase?
  ¿Cerveza?

Wine?

Hard liquor?

- How often do you drink?
- How many drinks?

  Spread over how much time?

¿Vino?

¿Aguardiente?

- ¿Con qué frecuencia bebe Ud.?
- ¿Cuántas bebidas?

  ¿Durante cuánto tiempo?

Sleeping patterns

How long do you sleep each night?

Do you feel rested each morning?

Do you feel tired later in the day?

Do you take naps?
- When do you take them?
- How long do you nap?

Have you been told that you snore during sleep?

Do you awaken during the night to urinate?

Do you have episodes of shortness of breath or coughing during the night?
- When do they occur?
- How frequently do they occur?

  Every night?
  A few times a week?

  A few times a month?

Do you become short of breath when you lie flat?

How many pillows do you use at night?
- Has this number changed recently?

Activities

How would you describe your typical day?

Hábitos de dormir

¿Cuántas horas duerme Ud. cada noche?

¿Se siente Ud. descansado a la mañana siguiente?

¿Se siente Ud. cansado más tarde en el día?

¿Toma Ud. siestas?
- ¿Cuándo las toma?
- ¿Por cuánto tiempo duerme la siesta?

¿Se la ha dicho a Ud. que ronca?

¿Despierta Ud. durante la noche para orinar?

¿Tiene Ud. incidentes durante la noche cuándo siente falta de respiración?
- ¿Cuándo los tiene?
- ¿Con qué frecuencia ocurren?

  ¿Todas las noches?
  ¿Unas cuantas veces a la semana?
  ¿Unas cuantas veces al mes?

¿Le falta a Ud. la respiración cuando se acuesta de espaldas?

¿Cuántas almohadas usa Ud. en la noche?
- ¿Ha cambiado últimamente este número?

Actividades

¿Cómo describiría Ud. su día típico?

Do your daily activities vary on weekends?

- How?

Do you exercise routinely?

- Which exercises do you perform?
- How often do you exercise?

- How intensely do you exercise?
- How long do you spend exercising?

Did a health care professional prescribe your exercise plan?

- Who?

Do environmental factors, such as temperature extremes, humidity, or pollution, affect your ability to exercise?

- Do any of these factors affect the way you feel after exercise?

Has your exercise level changed from that of 6 months, 1 year, or 5 years ago?
- What caused this change?

Have you noticed any change in your ability to perform your usual activities of daily living (such as dressing, grooming, walking, or eating)?

Do you participate in any recreational activities, such as hobbies or sports?
- How frequently do you engage in them?
- How do you feel after these activities?

¿Cambian sus actividades cotidianas durante los fines de semana?
- ¿Cómo cambian?

¿Hace Ud. ejercicio rutinariamente?
- ¿Qué tipo de ejercicio hace?

- ¿Con qué frecuencia hace ejercicio?
- ¿Con qué intensidad hace el ejercicio?
- ¿Por cuánto tiempo hace Ud. ejercicio?

¿Qué una persona especialista en el cuidado de la salud le recetó su ejercicio?
- ¿Quién fue?

¿Qué las circunstancias ambientales, tal como temperaturas extremas, la humedad o la polución, le afectan su habilidad de hacer ejercicio?
- ¿Qué cualquiera de esos factores le afecta la manera de sentirse después de hacer ejercicio?

¿Ha cambiado su nivel de hacer ejercicio en relación al de hace 6 meses, un año o 5 años?
- ¿Qué fue lo que causó el cambio?

¿Ha notado Ud. algún cambio en su habilidad de realizar las actividades normales de su vida cotideana (tal como vestirse, asearse, caminar o comer)?

¿Participa Ud. en actividades de recreo, tal como pasatiempos favoritos o deportes?
- ¿Con qué frecuencia participa?
- ¿Cómo se siente Ud. después de participar en estas actividades?

- Has your level of involvement in these activities changed recently?
- What caused this change?

When you walk or exercise, do you experience leg pain?

Nutrition

What have you eaten during the past 3 days?

Do you follow any special diet?
- What kind of diet?
- Did a health care professional prescribe this diet for you?

Do you eat at fast-food restaurants?

- How often?
- What items do you usually order?

Does your ethnic or cultural background influence your diet?

- How does it influence it?

Does your religion restrict, or otherwise affect, what you eat?

- How?

Have you gained any weight recently?
- If so, how much?

Have you lost any weight recently?
- How much?

Sexual patterns

Has your usual pattern of sexual activity changed in any way?

- How would you describe this change?
- How do you feel about it?

- ¿Ha cambiado recientemente su grado de participación en estas actividades?
- ¿Qué fue lo que causó este cambio?

Cuando camina o hace ejercicio, ¿tiene Ud. dolor de piernas?

Nutrición

¿Qué ha comido Ud. en los últimos 3 días?

¿Sigue Ud. alguna dieta especial?
- ¿Qué clase de dieta?
- Esta dieta, ¿se la recetó una persona especialista en el cuidado de la salud?

¿Come Ud. en restaurantes donde se compra comida ya preparada?
- ¿Con qué frecuencia?
- ¿Por lo general, qué platos pide?

¿Qué su origen étnico o cultural ejerce una influencia sobre su dieta?
- ¿Cómo la influye?

¿Qué su religión limita, o de cualquier modo afecta, lo que Ud. come?
- ¿Cómo lo afecta?

¿Ha aumentado de peso últimamente?
- Si lo ha aumentado, ¿cuánto?

¿Ha perdido Ud. peso últimamente?
- ¿Cuánto?

Normas sexuales

¿Ha cambiado, en cualquier forma, su norma de actividad sexual?
- ¿Cómo describiría Ud. este cambio?
- ¿Qué piensa Ud. de esto?

Environment

Do you live in a house or an apartment?
- How many floors does it have?
- Must you climb steps to get inside?
- Must you climb steps to get from room to room?
- How many?
- On which level are the bathroom, bedroom, and kitchen?

Do certain weather conditions affect your symptoms?
- What are these conditions?
- How do they affect your symptoms?

Medio ambiente

¿Vive Ud. en casa sola o en apartamente?
- ¿Cuántos pisos tiene?
- ¿Tiene Ud. que subir escalones para entrar?
- ¿Tiene que subir escalones para ir de un cuarto a otro?
- ¿Cuántos?
- ¿En qué piso están el baño, la recámara y la cocina?

¿Qué las condiciones atmosféricas le afectan sus síntomas?
- ¿Cuáles son estas condiciones?
- ¿Qué efecto tienen en sus síntomas?

PSYCHOSOCIAL CONSIDERATIONS

Coping skills

What causes you to feel stressed?
- How often does this occur?
- What physical feelings do you have when you are stressed?

Do you feel pressured to complete tasks in a short time?

Do you rush from one job or task to another?

How do you cope with stress in your life?

Habilidad de darse abasto

¿Qué le hace a Ud. sentir tensión?
- ¿Con qué frecuencia siente esto?
- ¿Qué síntomas físico siente Ud. cuando sufre tensión?

¿Qué el terminar una tarea en poco tiempo le ejerce presión en Ud.?

¿Se da Ud. prisa para ir de un trabajo o tarea a otro?

¿Cómo se da abasto con la presión en su vida?

Roles

Do you think of yourself as a healthy or sick person?
- What makes you feel this way?
- Do you feel that your health problem has changed your life?

Autoimagen

¿Se considera Ud. ser una persona saludable o enfermiza?
- ¿Qué le hace sentirse así?
- ¿Cree Ud. que su problema con la salud le ha cambiado su vida?

Responsibilities

What are your typical responsibilities at home?

What are the typical responsibilities of your spouse and children?

Have your responsibilities at home changed since you developed a health problem?

- How do you feel about these changes?

Are you currently employed?
- What is your occupation?

- How many hours do you work per day?
- How many days do you work per week?
- What are your responsibilities?
- What are the physical demands of the job?
- How much lifting do you do?

- How much walking?

- Do you work in a hot, cold, humid, dusty, smoky, noisy, or outdoor environment?

Do your financial resources and insurance adequately cover your medical needs and preventive measures?

Responsabilidades

¿Cuáles son sus responsabilidades típicas en casa?

¿Cuáles son las responsabilidades típicas de su cónyuge y de sus hijos?

¿Han cambiado sus responsabilidades en casa desde que se le desarrolló un problema con la salud?

- ¿Qué impresión tiene Ud. acerca de estos cambios?

¿Tiene Ud. empleo actualmente?
- ¿Cuál es su profesión o trabajo?

- ¿Cuántas horas a la semana trabaja Ud.?
- ¿Cuántos días por semana?

- ¿Cuáles son sus responsabilidades?
- ¿Cuáles son las exigencias físicas de su trabajo?
- ¿Cuánto levantamiento tiene que hacer?
- ¿Cuánto tiene Ud. que caminar?
- ¿Trabaja Ud. en un sitio caluroso, frío, humedo, empolvado, humoso, ruidoso o a la intemperie?

¿Qué sus recursos financieros y seguro cubren sus necesidades medicales y medidas preventivas?

DEVELOPMENTAL CONSIDERATIONS

For the pediatric client

Has the child experienced any growth delay?

Does the child have any problems with coordination?

Does the child turn blue when crying?

Para el cliente pediátrico

¿Ha tenido el niño un retraso en su desarrollo?

¿Tiene el niño algún problema de coordinación?

¿Se pone amoratado el niño cuando llora?

Does the child stop frequently during play to sit or squat?	¿Deja de jugar el niño con frecuencia para sentarse o acuclillarse?
Does the child have difficulty feeding?	¿Tiene el niño dificultad en darse de comer?
Does the child tire easily or sleep excessively?	¿Se cansa con facilidad el niño o duerme demasiado?
Does the child frequently develop strep throat infections or a sore throat accompanied by fever?	¿Tiene el niño con frecuencia inflamación séptica de la garganta o dolor de garganta?

For the pregnant client / Para la cliente embarazada

During this pregnancy, has any health care professional said that you have a heart murmur?	¿Durante este embarazo le ha dicho algún clínico que Ud. tiene un murmullo cardiaco?
Do you ever feel dizzy when you change positions?	¿Siente Ud. mareo cuando cambia de postura?
Has your blood pressure been elevated during this pregnancy?	¿Ha subido su presión sanguínea durante este embarazo?
Have you noticed any swelling in your feet or ankles?	¿Ha notado Ud. alguna hinchazón de los pies o de los tobillos?
Have you developed varicose veins in your legs or genitals?	¿Se le han desarrollado varices en las piernas o los genitales?
Have you developed hemorrhoids?	¿Se le han desarrollado hemorroides (almorranas)?
Does your heart pound after stress or exertion?	¿Le late a Ud. el corazón violentamente después de fatigarse o de esforzarse?
Do you ever feel dizzy when you change positions or exert yourself?	¿Se siente Ud. mareada después de cambiar de postura o de esforzarse?
Do you suffer from shortness of breath?	¿Sufre Ud. de perdida de aliento?
• Is it ever accompanied by coughing or wheezing?	• ¿Va alguna vez acompañado de tos o de respiración jadeante?

CHAPTER 10

GASTROINTESTINAL SYSTEM

CURRENT HEALTH PROBLEMS

Changes in bowel habits

When did you last have a bowel movement or pass gas?

How often do you have regular bowel movements?

- Once daily?
- More than once daily?
- Every other day?
- Other?

What color are your stools?

- Brown?
- Black?
- Clay colored?
- Green?
- Other?

Have you noticed any change in your normal pattern of bowel movements?

- How has it changed?
  Stools more frequent?

  Stools less frequent?

Are the stools formed or loose?

- Are formed stools soft or hard?

Do you have difficulty passing stools?

Cambio de los hábitos de evacuación intestinal

¿Cuándo fue la última vez que Ud. tuvo una evacuación intestinal o flato?

¿Con qué frecuencia tiene Ud. evacuaciones intestinales regulares?

- ¿Una vez al día?
- ¿Más de una vez al día?
- ¿Un día sí y un día no?
- ¿Otra?

¿De qué color es la defecación de Ud.?

- ¿Parda?
- ¿Negra?
- ¿Color de arcilla?
- ¿Verde?
- ¿Otro?

¿Ha notado Ud. algún cambio en la norma regular de sus evacuaciones intestinales?

- ¿Cómo ha cambiado?
  ¿Defecación con más frecuencia?

  ¿Defecación con menos frecuencia?

¿Tiene forma su evacuación o es suelta?

- ¿Su evacuación que tiene forma es suave o dura?

¿Tiene Ud. dificultad en evacuar?

Do you suffer from constipation?
- When did it start?

¿Sufre Ud. de estreñimiento?
- ¿Cuando comenzó a sufrir de esto?

Do you have any pain?
- Where is the pain?

¿Tiene Ud. algo de dolor?
- ¿Dónde se localiza el dolor?

Have you noticed any swelling in your abdomen?

¿Ha notado Ud. algo de inflamación del abdomen?

Do you have any other symptoms, such as cramping?

¿Tiene Ud. otros síntomas, tal como retortijones?

Difficulty swallowing

Dificultad en tragar

Do you have any difficulty swallowing?
- When does it occur?
  With all foods?
  With liquids?

¿Tiene Ud. dificultad en tragar?

- ¿Cuándo ocurre esto?
  ¿Con qué comestibles?
  ¿Con liquidos?

Indigestion

Indigestion

Do you have heartburn or indigestion?
- When does it occur?
  Morning?
  Afternoon?
  Evening?
  During sleep?

¿Sufre Ud. de pirosis (acedía)?

- ¿Cuándo la tiene?
  ¿Por la mañana?
  ¿Por la tarde?
  ¿Por la noche?
  ¿Mientras Ud. duerme?

Is this indigestion associated with eating?
- When?
- What did you eat?

¿Se relaciona esta indigestion con comer?
- ¿Cuándo?
- ¿Qué comió Ud.?

Loss of appetite

Perdida de apetito

Have you had a recent change in appetite?
- What kind of change?

¿Ha tenido Ud. recientemente un cambio en su apetito?
- ¿Qué clase de cambio?

Have you had a recent change in diet?
- What kind of change?

¿Ha tenido Ud. recientemente un cambio de dieta?
- ¿Qué clase de cambio?

Do any specific foods or liquids bother you?

- Which foods or liquids?

¿Hay algunos comestibles o liquidos en particular que le molestan a Ud.?
- ¿Qué comestibles o qué liquidos?

Nausea and vomiting

Have you had any nausea?
- When did it occur?

Did you vomit?
- How much did you vomit?
- What color was the vomited material?

Did you notice any blood in the vomited material?
- How much blood was present?

Did the vomited material have a fecal odor?

Pain

Do you have any pain?
- Where is the pain?
  In your mouth?
  In your throat?
  In your abdomen?
  In your rectum?

What does the pain feel like?
- Burning?
- Squeezing?
- Dull?
- Sharp or stabbing?
- Sensation of being tied in knots?

Does the pain interfere with walking?
- Can you walk upright?

Were you drinking alcohol before the stomach pain began?

What relieves the pain?
- Food?
- Drink?
- Medication?

Is the pain confined to one area?

Nausea y vómito

¿Ha tenido Ud. nausea?
- ¿Cuándo la tuvo?

¿Vomitó Ud.?
- ¿Cuánto vomitó?
- ¿De qué color fue el vómito?

¿Notó Ud. algo de sangre en lo que vomitó?
- ¿Cuánta sangre había?

¿Qué lo que Ud. vomitó tenía un olor fecal?

Dolor

¿Tiene Ud. algún dolor?
- ¿Dónde tiene Ud. el dolor?
  ¿En la boca?
  ¿En la garganta?
  ¿En el abdomen?
  ¿En el recto?

¿Qué tipo de dolor siente Ud.?
- ¿Ardiente?
- ¿Estrujador?
- ¿Sordo?
- ¿Agudo o punzante?
- ¿Una sensación de enmarañamento?

¿Le interfiere el dolor en caminar?
- ¿Puede Ud. caminar derecho(a)?

¿Estaba Ud. tomando bebidas alcohólicas antes de que le comenzara el dolor de estómago?

¿Qué es lo que le mitiga el dolor?
- ¿Comida?
- ¿Algo de beber?
- ¿Medicamento?

¿Se localiza el dolor sólo en un lugar?

- Can you point to where?

Does the pain affect other parts of the abdomen?
- Can you point to where?

When does the pain occur in relation to eating?
- Before meals?
- Immediately after meals?

- Two or three hours after meals?

Do you have other symptoms with this pain?
- Fever?
- Malaise?
- Nausea?
- Vomiting?
- Redness?
- Swelling, such as in the mouth?

Weight loss

What is your current weight?

Have you recently had an unintentional weight loss?

- How much weight have you lost?
- Over how long a period of time?

- ¿Me puede Ud. indicar dónde?

¿Qué el dolor le afecta a otras partes del abdomen?
- ¿Me puede Ud. indicar dónde?

¿Cuándo siente Ud. el dolor en relación con el comer?
- ¿Antes de las comidas?
- ¿Inmediatamente después de los alimentos?
- ¿Dos o tres horas después de los alimentos?

¿Tiene Ud. otros síntomas junto con el dolor?
- ¿Fiebre?
- ¿Malestar?
- ¿Nausea?
- ¿Vómito?
- ¿Rojez?
- ¿Hinchazón, así como en la boca?

Perdida de peso

¿Actualmente cuánto pesa Ud.?

¿Ha tenido Ud. recientemente una perdida de peso no intencional?
- ¿Cuánto peso ha bajado?

- ¿Durante cuánto tiempo?

MEDICAL HISTORY

Have you had any major illnesses, trauma, extensive dental work, hospitalizations, or chronic medical conditions?	**¿Ha tenido Ud. alguna enfermedad grave, trauma, extenso trabajo dental, hospitalizaciones o algunas condiciones médicas crónicas?**
Have you ever had an eating disorder, such as anorexia nervosa or bulimia?	**¿Ha sufrido Ud. de algún trastorno relacionado con el comer, tal como, anorexia nerviosa o bulimia?**

Have you had any problems with your mouth, throat, abdomen, or rectum that have lasted for a long time?

¿Ha tenido Ud. algún problema con la boca, la garganta, el abdomen o el recto que haya durado por mucho tiempo?

Have you ever had surgery on your mouth, throat, abdomen, or rectum?

¿Ha tenido Ud. alguna vez cirugía de la boca, la garganta, del abdomen o del recto?

Do you have any food allergies, such as to milk products?

¿Tiene Ud. alguna alergia a alimentos, tal como los productos de leche?

• What happens when you have an allergic reaction?

• ¿Qué pasa cuando Ud. tiene una reacción alérgica?

Have you noticed a change in the size of your abdomen?

¿Ha notado Ud. algún cambio en el tamaño del abdomen?

Do you have any difficulty breathing?

¿Tiene Ud. dificultad en respirar?

Have you lived in or traveled to a foreign country?
• When?
• Where?

¿Ha vivido Ud. o viajado por algún país en el extranjero?
• ¿Cuándo?
• ¿Dónde?

Have you noticed any swelling in your neck, underarms, or groin?

¿Ha notado Ud. alguna hinchazón en el cuello, las axilas o la ingle?

Have you had any nerve problems, such as weakness or numbness in your hands and fingers?

¿Ha tenido Ud. algún problema con los nervios, tal como debilidad o adormecimiento en las manos o los dedos?

Do you have eye pain, tearing, redness, or intolerance to light?

¿Tiene Ud. dolor del ojo, lagrimeo, rojez o intolerancia a la luz?

FAMILY HISTORY

Does anyone in your family have a history of any of the following:
• Cardiovascular disease?
• Crohn's disease?
• Diabetes mellitus?
• Gastrointestinal tract disorders?
• Sickle cell anemia?
• Food intolerance?
• Obesity?

¿Hay algún miembro de su familia que tenga un historial de alguna de las siguientes:
• ¿Enfermedad cardiovascular?
• ¿Enfermedad de Crohn?
• ¿Diabetes mellitus?
• ¿Desarreglos en la región gastrointestinal?
• ¿Anemia drepanocita?
• ¿Intolerancia a comestibles?
• ¿Obesidad?

Has anyone in your family had colon or rectal cancer or polyps?

- Who?
- When was it diagnosed?
- How was it treated?

Has anyone in your family had colitis?
- Who?
- When was it diagnosed?
- How was it treated?

¿Hay algún miembro de su familia que haya tenido cancer del recto o del colon o pólipos?
- ¿Quién?
- ¿Cuándo se le diagnosticó?
- ¿Qué tratamiento se le dio?

¿Hay algún miembro de su familia que haya tenido colitis?
- ¿Quién?
- ¿Cuándo se le diagnosticó?
- ¿Qué tratamiento se le dio?

HEALTH PATTERNS

Medications

Do you take any medications?
- Prescription?
- Over the counter?
- Other?

Which prescription medications do you take routinely?
- How often do you take them?
  Once daily?
  Twice daily?
  Three times daily?
  Four times daily?
  More often?

Which over-the-counter medications do you take routinely?

- How often do you take them?
  Once daily?
  Twice daily?
  Three times daily?
  Four times daily?
  More often?

Which medications do you take periodically?

Why do you take these medications?

What is the dosage for each medication?

Medicamentos

¿Toma Ud. medicamentos?
- ¿De receta?
- ¿Sin necesidad de receta?
- ¿Otro?

¿Qué medicamentos de receta toma Ud. por rutina?
- ¿Con qué frecuencia los toma?
  ¿Una vez al día?
  ¿Dos veces al día?
  ¿Tres veces al día?
  ¿Cuatro veces al día?
  ¿Con más frecuencia?

¿Qué medicamentos que no necesitan receta toma Ud. por rutina?
- ¿Con qué frecuencia los toma?
  ¿Una vez al día?
  ¿Dos veces al día?
  ¿Tres veces al día?
  ¿Cuatro veces al día?
  ¿Con más frecuencia?

¿Qué medicamentos toma Ud. periódicamente?

¿Por qué toma Ud. estos medicamentos?

¿Cuál es la dosis para cada uno de estos medicamentos?

How does each medication make you feel?

¿Cómo le hace a Ud. sentirse cada uno de estos medicamentos?

Are you allergic to any medication?
• Which medications?
• What happens when you have an allergic reaction?

¿Es Ud. alérgico(a) a algún medicamento?
• ¿Qué medicamentos?
• ¿Qué le pasa a Ud. cuando tiene una reacción alérgica?

Do you use laxatives?
• How often?

¿Usa Ud. purgantes?
• ¿Con qué frecuencia?

Do you use enemas?
• How often?

¿Usa Ud. enemas?
• ¿Con qué frecuencia?

Do you take any of the following:
• Vitamin supplements?
• Mineral supplements?
• Appetite suppressants?
  Who prescribed them?
  Why do you take them?
  When did you start taking them?
  Are you still taking them?
  How much do you take?
  How frequently do you take them?

¿Toma Ud. alguno de los siguientes:
• ¿Suplemento de vitaminas?
• ¿Suplemento de minerales?
• ¿Supresores de apetito?
  ¿Quién se los recetó?
  ¿Por qué los toma Ud.?
  ¿Cuándo comenzó Ud. a tomarlos?
  ¿Todavía los toma Ud.?
  ¿Qué cantidad toma?
  ¿Con qué frecuencia los toma?

Personal habits

Hábitos personales

Do you smoke or chew tobacco?
• What do you smoke?
  Cigarettes?
  Cigars?
  Pipe?
• How long have you smoked or chewed tobacco?
• How many cigarettes, cigars, or pipes of tobacco do you smoke per day?
• How much tobacco do you chew per day?
• Did you ever stop?

  How long did it last?

  What method did you use to stop?

¿Fuma Ud. o masca tabaco?
• ¿Qué fuma Ud.?
  ¿Cigarrillos?
  ¿Cigaros (puros)?
  ¿Pipa?
• ¿Hace cuánto tiempo que Ud. fuma o masca tabaco?
• ¿Cuántos cigarrillos, cigaros (puros) o pipas de tabaco fuma al día?
• ¿Cuánto tabaco masca Ud. al día?
• ¿Dejo Ud. defumar o mascar tabaco alguna vez?
  ¿Cuánto tiempo duró sin fumar o mascar tabaco?
  ¿Qué método usó Ud. para dejar el hábito?

Do you remember why you started again?

- If you do not use tobacco now, have you smoked or chewed tobacco in the past?

    What influenced you to stop?

Do you drink alcoholic beverages?

- What type?
  Beer?
  Wine?
  Hard liquor?
- How often do you drink?

- How many drinks?
  Spread over how much time?

Do you use any "natural" or "health" foods?
- What do you use?
- How much do you use?
- Why do you use them?

Sleep patterns

Do any gastrointestinal symptoms ever cause you to awaken at night?
- What happens?
- What relieves the symptoms?

- What do you do to get back to sleep?

Activities

How do you spend a normal day?

What kind of activities do you do during the day?
- How do these activities make you feel?

Do you exercise?

¿Recuerda Ud. por qué comenzó otra vez?

- Si Ud. no usa tabaco acutalmente, ¿ha fumado o mascado tabaco en tiempos pasados?

    ¿Qué influencia ejerció sobre Ud. para dejar el hábito?

¿Toma Ud. bebidas alcohólicas?

- ¿Qué clase?
  ¿Cerveza?
  ¿Vino?
  ¿Aguardiente?
- ¿Con qué frecuencia bebe Ud.?
- ¿Cuántas bebidas?
  ¿Durante cuánto tiempo?

¿Usa Ud. comestibles "naturales" o "buenos" para la salud?
- ¿Qué usa Ud.?
- ¿Qué cantidad usa?
- ¿Por qué los usa?

Normas de dormir

¿Algún síntoma gastrointestinal le despierta a Ud. por la noche?
- ¿Qué pasa?
- ¿Qué es lo que le mitiga los síntomas?
- ¿Qué hace Ud. para volver a dormirse?

Actividades

¿Por lo regular qué hace Ud. en el curso de un día?

¿Qué tipo de actividades hace Ud. de día?
- ¿Cómo le hacen sentirse estas actividades?

¿Hace Ud. ejercicio?

- What kind of exercise do you do?
- For what reasons do you exercise?
  Pleasure?
  Conditioning?
  Control your weight?
  Build muscle?

- How often do you exercise?

  How long at one time do you exercise?

Do you have any difficulty with body movements or pain in your joints?

Nutrition

Which foods do you eat during the day?

Are there foods that you believe that you shouldn't eat?
- What are these foods?
- Why do you believe you shouldn't eat these foods?
- How do these foods affect you?

How many servings do you drink of the following each day:

- Coffee?
- Tea?
- Cola?
- Cocoa?

How much fluid do you drink during the day?

How do you care for your teeth and gums?
- Do you have any problems with your teeth or gums that interfere with your ability to eat?

Who does the food shopping?

- ¿Qué clase de ejercicio hace Ud.?
- ¿Cuáles son las razones por las que Ud. hace ejercicio?
  ¿Por placer?
  ¿Condicionamiento?
  ¿Para controlar el peso?
  ¿Para la estructura muscular?

- ¿Con qué frecuencia hace Ud. ejercicio?
  ¿Por cuánto tiempo a la vez hace Ud. ejercicio?

¿Tiene Ud. alguna dificultad con los movimientos del cuerpo o dolor en las articulaciones?

Nutrición

¿Qué come Ud. durante el curso de un día?

¿Hay alimentos que Ud. sabe que no debiera comer?
- ¿Cuáles son estos?
- ¿Por qué cree Ud. que no debiera comerlos?
- ¿Cómo le afectan estos alimentos que Ud. come?

¿Cuántas porciones de las siguientes bebidas toma Ud. al día:
- ¿Café?
- ¿Té?
- ¿Cola?
- ¿Cocoa?

¿Cuánto liquido bebe Ud. al día?

¿Qué cuidado le da Ud. a los dientes y las encías?
- ¿Tiene Ud. algún problema con los dientes o las encías que interfieren con su habilidad de comer?

¿Quién hace sus compras de comestibles?

Do you have adequate storage and refrigeration?	¿Tiene Ud. un almacen y refrigerador adecuado?
Who prepares the meals?	¿Quién prepara las comidas?
Where is your food prepared?	¿Dónde se preparan los alimentos?
Do you eat alone or with others?	¿Come Ud. solo(a) o con otros?

Environment

Medio ambiente

Do you live in a house or apartment?	¿Vive Ud. en una casa sola o en apartamento?
• How many floors does it have?	• ¿Cuántos pisos tiene?
• Where is the bathroom?	• ¿Dónde está el baño?
Are you able to make it to the bathroom to move your bowels?	¿Puede Ud. llegar hasta el baño para evacuar?
• If not, what do you do to compensate?	• Si no puede Ud. llegar a tiempo, ¿qué hace Ud. para compensarse?

PSYCHOSOCIAL CONSIDERATIONS

Coping skills

Habilidad de darse abasto

Have you recently lost a loved one, experienced a breakup of a relationship, or undergone a similar stressful event?	¿Últimamente se le ha muerto a Ud. alguna persona querida, ha roto sus relaciones personales con una persona amada o ha sufrido algún acontecimiento lleno de tensiones similares?
Have you been depressed or felt anxious recently?	¿Se ha sentido Ud. deprimido(a) o preocupado(a) últimamente?
Does the stress of your job, daily schedule, or other factors influence your eating or bowel patterns?	¿Su tensión en el trabajo, su horario diario u otros factores le influyen en sus normas de comer o en su evacuación intestinal?
• How?	• ¿Cómo?
Do you use food or drink to help you get through a stressful event?	¿Toma Ud. alimentos o bebidas para ayudarle a llevar a cabo eventos llenos de tensión?

Roles

Do you like yourself physically?

Are you content with your present weight?

Responsibilities

What is your occupation?

How do you feel about your job?

Do you receive any type of financial assistance for food?
• What type of assistance?
  Food stamps?

  Social Security payments?

  Supplemental Social Security payments
  Welfare?
  WIC program?

Autoimagen

¿Se gusta Ud. así mismo físicamente?

¿Está Ud. satisfecho(a) con su peso actual?

Responsabilidades

¿Cuál es su profesion o trabajo?

¿Qué opina Ud. de su trabajo o posición?

¿Recibe Ud. alguna forma de asistencia para los alimentos?
• ¿Qué clase de asistencia?
  ¿Estampillas de asistencia para comprar alimentos?
  ¿Mensualidad del Seguro Social?
  ¿Suplemento a la mensualidad del Seguro Social?
  ¿Asistencia social?
  ¿Programa de "WIC" (mujeres, infantes y niños)?

DEVELOPMENTAL CONSIDERATIONS

For the pediatric client

Para el(la) cliente pediátrico(a)

What is the color of the newborn's stools?

¿De qué color es la defecación del (de la) recien nacido(a)?

What is the number of stools per day of the newborn?

¿Cuántas defecaciones tiene el (la) recién nacido(a) al día?

Does the infant continually want to eat despite forceful vomiting?

¿Qué el (la) infante quiere comer continuamente a pesar de que vomita violentamente?

How often does the child have a bowel movement?

¿Con qué frecuencia evacua la criatura?

What is the consistency of the child's stools?

¿Cuál es la consistencia de la evacuación intestinal de la criatura?

What special words does the child use for having a bowel movement?

¿Cuáles son las palabras especiales que el (la) niño(a) usa para decir que quiere evacuar?

At what age was the child toilet trained?
- Did any problems occur?

¿A qué edad se le entrenó al (la) niño(a) a usar el retrete?
- ¿Tuvo problemas con esto?

Does the child seem to have more "accidents" when ill?

¿Tiene la criatura más "accidentes" cuando está enferma?

Are the child's underpants often stained with stool?

¿Qué los calzones del (de la) niño(a) están manchados de feces con frecuncia?

Do you suspect that the child sometimes deliberately holds back stool?

¿Sospecha Ud. que a veces la criatura intencionalmente retiene la defecación?

Do the child's stools ever appear large, bulky, and frothy and float in the toilet bowl?

¿Qué hay veces que la evacuación del (la) niño(a) aparece ser grande, abultada y espumosa y flota en el retrete?

- Is the odor especially strong?
- ¿Es el olor especialmente fuerte?

Is the child under any unusual stress?

¿Está la criatura bajo tensión inusual?

For the pregnant client

Para la cliente embarazada

Do you ever have nausea and vomiting?
- Does it occur at a specific time?
- Does it occur throughout the day?

¿Tiene Ud. alguna vez nausea o vómito?
- ¿Ocurre esto a una hora en particular?
- ¿Ocurre esto durante todo el día?

Have your bowel habits changed since you became pregnant?
- How have they changed?

¿Han cambiado sus hábitos de evacuar desde el empiezo de su embarazo?
- ¿Cómo han cambiado?

Have you had abdominal pain?

¿Ha tenido Ud. dolor del abdomen?

- Where is the pain?
- What kind of pain is it?
- ¿Dónde es el dolor?
- ¿Qué clase de dolor?

Have you had heartburn?

¿Ha tenido Ud. pirosis?

How do you feel about your pregnancy?

¿Qué piensa Ud. de su estado de embarazo?

For the elderly client

Para el (la) cliente anciano(a)

Do you ever lose control of your bowels?

¿Qué hay veces que Ud. pierde control de su evacuación intestinal?

Are you constipated frequently?

- Does this represent a change in your normal bowel habits?

Do you have diarrhea after eating certain foods?
- Which foods seem to cause diarrhea?

Do you need help to use the bathroom?

¿Está Ud. estriñido(a) con frecuencia?

- ¿Representa esto un cambio en sus hábitos normales de evacuar?

¿Le da a Ud. diarrea después de comer ciertos alimentos?
- ¿Qué alimentos parecen darle a Ud. diarrea?

¿Necesita Ud. ayuda para ir al baño?

CHAPTER 11

URINARY SYSTEM

CURRENT HEALTH PROBLEMS

Burning

Do you ever feel a burning sensation when you urinate?

- How often?
  - Every time?
  - Frequently?
  - Occasionally?

Where do you feel the burning sensation?
- At the urethral opening?
- Around the area of the urethral opening?
- Inside the urethra?

Changes in urinary elimination patterns

How often do you urinate each day?

How does your bladder feel after you urinate?
- Full?
- Empty?

What is the color of your urine?
- Light yellow?
- Dark yellow?
- Red?
- Brown?
- Black?

Does your urine ever appear cloudy?
- How often does this occur?

  Every time?
  Frequently?
  Occasionally?

Ardor

¿Qué hay veces que Ud. siente una sensación de ardor cuando orina?
- ¿Con qué frecuencia?
  - ¿Cada vez que Ud. orina?
  - ¿Con frecuencia?
  - ¿De vez en cuando?

¿Dónde siente Ud. el ardor?

- ¿En la abertura de la uretra?
- ¿Al rededor de la abertura de la uretra?
- ¿Dentro de la uretra?

Cambios en la norma de la eliminación de la orina

¿Con qué frecuencia orina Ud. al día?

¿Cómo se siente su vejiga después de orinar?
- ¿Llena?
- ¿Vacía?

¿De qué color es la orina de Ud.?
- ¿Amarilla palida
- ¿Amarilla oscura?
- ¿Roja?
- ¿Parda?
- ¿Negra?

¿Hay veces que la orina parece estar turbia?
- ¿Con qué frecuencia ocurre esto?
  - ¿Cada vez que orina?
  - ¿Con frecuencia?
  - ¿De vez en cuando?

Do you ever pass gas in your urine?
- How often does this occur?

    Every time?
    Frequently?
    Occasionally?

Hesitancy

Do you ever have trouble starting or maintaining a urine stream?
- How often does this occur?

    Every time?
    Frequently?
    Occasionally?

Have you noticed a change in the size or force of your urine stream?
- Can you describe it?

Pain

Do you ever have pain when you urinate?
- How often?
    Every time?
    Frequently?
    Occasionally?

Where is the pain located?
- At the urethral opening?
- Around the area of the urethral opening?
- Inside the urethra?
- In the lower abdomen?

- In the lower back?

What does the pain feel like?
- Burning sensation?
- Squeezing?
- Dull or aching?
- Sharp or stabbing?
- Sensation of heaviness?

¿Hay veces que Ud. pasa gas en la orina?
- ¿Con qué frecuencia ocurre esto?

    ¿Cada vez?
    ¿Con frecuencia?
    ¿De vez en cuando?

Vacilación

¿Qué hay veces que Ud. tiene dificultad en comenzar o mantener un hilo de orina?
- ¿Con qué frecuencia ocurre esto?

    ¿Cada vez?
    ¿Con frecuencia?
    ¿De vez en cuando?

¿Ha notado Ud. algún cambio en el tamaño o la fuerza del hilo de su orina?
- ¿Lo puede Ud. describir?

Dolor

¿Alguna vez siente Ud. dolor al orinar?
- ¿Con qué frecuenia?
    ¿Cada vez?
    ¿Con frecuencia?
    ¿De vez en cuando?

¿Dónde siente Ud. el dolor?
- ¿En la abertura de la uretra?
- ¿Al rededor de la abertura de la uretra?
- ¿Dentro de la uretra?
- ¿En la parte inferior del abdomen?
- ¿En la parte inferior de la espalda?

¿Qué tipo de dolor siente Ud.?
- ¿Una sensación de ardor?
- ¿Comprimente?
- ¿Sordo o doliente?
- ¿Agudo o punzante?
- ¿Una sensación de pesadez?

Do you ever have pain in your side that radiates around to your back or into your lower abdomen?
- Do position changes relieve the pain or make it worse?

Does anything else relieve the pain?
- What?

Do you ever have pain below the ribs near the back?

¿Qué hay veces que Ud. siente un dolor en el costado que se extiende hasta la espalda o la parte inferior del abdomen?
- ¿Qué el cambiar de postura le mitiga el dolor o lo empeora?

¿Hay alguna otra cosa que mitigue el dolor?
- ¿Qué?

¿Alguna vez tiene Ud. dolor por debajo de las costillas cerca de la espalda?

Urethral discharge

Do you ever have urethral discharge?
- How much discharge have you noticed?

  About the size of a dime?

  About the size of a nickel?

  About the size of a quarter?

  More?

What color is the discharge?

Does the discharge have any odor?
- What kind of odor?

How long have you had this discharge?

Has the amount of the discharge increased or decreased?

Descarga de la uretra

¿Hay veces que Ud. tiene descarga de la uretra?
- ¿Cuánta descarga ha notado Ud.?

  ¿Cómo del tamaño de una moneda de diez centavos?

  ¿Cómo del tamaño de una mondea de cinco centavos?

  ¿Cómo del tamaño de una moneda de veinticinco centavos?

  ¿Más grande?

¿De qué color es la descarga?

¿Tiene un olor la descarga?

- ¿Qué clase de olor?

¿Hace cuánto tiempo que tiene Ud. esta descarga?

¿Ha aumentado o aminorado la cantidad de esta descarga?

Urgency

Do you ever feel that you must urinate immediately?

- How often does this occur?

  Most of the time?
  Frequently?

Urgencia

¿Qué hay veces que Ud. siente que tiene que orinar inmediatamente?

- ¿Con qué frecuencia ocurre esto?

  ¿La mayor parte del tiempo?
  ¿Con frecuencia?

Occasionally?

¿De vez en cuando?

Does this ever happen without urinating afterward?

¿Le ocurre a Ud. esto sin orinar luego?

Urine leakage

Perdida de orina

Do you ever have urine leakage?
- When does it occur?

  When you laugh, sneeze, or cough?

  During exercise?

  When bending to pick something up?

  When you change positions?

  When you strain to move your bowels?

  After you feel the urge to urinate?
- How often does it occur?

  All the time?

  Frequently?

  Occasionally?

¿Tiene Ud. perdida de orina?
- ¿Cuándo la tiene?

  ¿Cuándo Ud. se ríe, estornuda o toce?

  ¿Cuándo Ud. hace ejercicio?

  ¿Cuándo se agacha Ud. a recoger algo?

  ¿Cuándo Ud. cambia de postura?

  ¿Cuándo se esfuerza Ud. para evacuar?

  ¿Después de sentir urgencia de oinar?
- ¿Con qué frecuencia ocurre esto?

  ¿Todo el tiempo?

  ¿Con frecuencia?

  ¿De vez en cuando?

How long have you had this leakage?

¿Hace cuánto tiempo que Ud. tiene esta perdida de orina?

Do you wear absorbent pads to prevent soiling your clothes?

¿Usa Ud. una almohadilla absorbente para evitar el manchar su ropa?

Does this problem interfere with your activities?
- How?

¿Este problema le interfiere a Ud. en sus actividades?
- ¿Cómo?

MEDICAL HISTORY

Have you ever had a kidney or bladder problem, such as a urinary tract infection?

- What was the problem?
- When did it first occur?

- Do you still have a problem now?

¿Ha tenido Ud. alguna vez un problema del riñón o de la vejiga, tal como una infección en el sistema urinario?

- ¿Cuál fue el problema?
- ¿Cuándo ocurrió por primera vez?
- ¿Todavía tiene Ud. ese problema?

Have you ever been hospitalized for a kidney or bladder problem?

- When?
- For how long?
- How was it treated?

Have you ever had kidney or bladder stones?
- When?
- How were they treated?

Have you ever had a kidney or bladder injury?
- What kind of injury?
- When did it occur?
- How was it treated?

Have you ever worn an external drainage device?

- When?
- Why?

Have you ever been catheterized?
- Why?
- Did you have any problems while you had the catheter?

Have you ever had a sexually transmitted disease?

- Which disease?
  Chlamydia?
  Gonorrhea?
  Syphilis?
  Another sexually transmitted disease?
- How long ago did you have it?
- How was it treated?

Are you currently receiving treatment for a medical problem, such as diabetes mellitus or high blood pressure?

¿Ha estado Ud. hospitalizado(a) alguna vez a causa de un problema del riñón o de la vejiga?
- ¿Cuándo?
- ¿Por cuánto tiempo?
- ¿Qué tratamiento se le dio?

¿Ha tenido Ud. alguna vez cálculos en el riñón o en la vejiga?
- ¿Cuándo?
- ¿Qué tratamiento se le dio?

¿Ha tenido Ud. alguna vez una lesión del riñón o de la vejiga?
- ¿Qué tipo de lesión?
- ¿Cuándo la tuvo?
- ¿Qué tratamiento se le dio?

¿Alguna vez ha tenido Ud. exteriormente un aparato de drenaje?
- ¿Cuándo?
- ¿Por qué?

¿Se le ha cateterizado a Ud. alguna vez?
- ¿Por qué?
- ¿Tuvo Ud. problemas mientras tenía la catétera?

¿Ha tenido Ud. alguna vez alguna enfermedad transmitida sexualmente?

- ¿Qué enfermedad?
  ¿Clamidiosis?
  ¿Gonorrea?
  ¿Sífilis?
  ¿Otra enfermedad transmitida sexualmente?
- ¿Hace cuánto tiempo la tuvo?
- ¿Qué tratamiento se le dio?

¿Actualmente recibe Ud. un tratamiento para un problema médico, tal como diabetes mellitus o alta presión sanguinea?

FAMILY HISTORY

Has anyone in your family ever been treated for kidney problems?
- What kind of problem?
- How was it treated?

Has anyone in your family ever had kidney or bladder stones?

- When?
- How was it treated?

Has anyone in your family ever had any of the following:

- High blood pressure?
- Diabetes mellitus?
- Gout?
- Coronary artery disease?

   Who?
   How was it treated?

¿Hay algún miembro de su familia que se le haya tratado a causa de un problema del riñón?
- ¿Qué clase de problema?
- ¿Qué tratamiento se le dio?

¿Hay algún miembro de su familia que haya tenido cálculos en el riñón o en la vejiga?
- ¿Cuándo?
- ¿Qué tratamiento se le dio?

¿Hay algún miembro de su familia que haya tenido alguna de las siguientes:

- ¿Alta presión sanguinea?
- ¿Diabetes mellitus?
- ¿Gota?
- ¿Enfermedad de la arteria coronaria?

   ¿Quién?
   ¿Qué tratamiento se le dio?

HEALTH PATTERNS

Medications

Do you take any medications?
- Prescription?
- Over the counter?
- Other?

Which prescription medications do you take routinely?
- How often do you take them?
  - Once daily?
  - Twice daily?
  - Three times daily?
  - Four times daily?
  - More often?

Which over-the-counter medications do you take routinely?

- How often do you take them?
- Once daily?
- Twice daily?
- Three times daily?

Medicamentos

¿Toma Ud. medicamentos?
- ¿De receta?
- ¿Sin necesidad de receta?
- ¿Otro?

¿Qué medicamentos de receta toma Ud. por rutina?
- ¿Con qué frecuencia los toma?
  - ¿Una vez al día?
  - ¿Dos veces al día?
  - ¿Tres veces al día?
  - ¿Cuátro veces al día?
  - ¿Con más frecuencia?

¿Qué medicamentos que no necesitan receta toma Ud. por rutina?
- ¿Con que frecuencia los toma?
- ¿Una vez al día?
- ¿Dos veces al día?
- ¿Tres veces al día?

- Four times daily?
- More often?

Which medications do you take periodically?

Why do you take these medications?

What is the dosage for each medication?

How does each drug make you feel?
- Which medications?
- What happens when you have an allergic reaction?

Personal habits

Do you smoke or chew tobacco?
- What do you smoke?
  Cigarettes?
  Cigars?
  Pipe?
- How long have you smoked or chewed tobacco?
- How many cigarettes, cigars, or pipes of tobacco do you smoke each day?
- How much tobacco do you chew each day?
- Did you ever stop?

  How long did it last?
  What method did you use to stop?
  Do you remember why you started again?

- If you do not use tobacco now, have you smoked or chewed tobacco in the past?

  What influenced you to stop?

Do you drink alcoholic beverages?
- What type?

- ¿Cuatro veces al día?
- ¿Con más frecuencia?

¿Qué medicamentos toma Ud. periódicamente?

¿Por qué toma Ud. estos medicamentos?

¿Cuál es la dosis para cada uno de los medicamento?

¿Cómo le hace a Ud. sentirse cada uno de ellos?
- ¿Qué medicamentos?
- ¿Qué pasa cuando Ud. tiene una reacción alérgica?

Hábitos personales

¿Fuma Ud. o masca tabaco?
- ¿Qué fuma Ud.?
  ¿Cigarrillos?
  ¿Cigaros (puros)?
  ¿Pipa?
- ¿Hace cuánto tiempo que Ud. fuma o masca tabaco?
- ¿Cuántos cigarrillos, cigaros (puros) o pipas de tabaco fuma Ud. al día?
- ¿Cuánto tabaco masca Ud. al día?
- ¿Dejó Ud. de fumar o mascar tabaco alguna vez?
  ¿Cuánto tiempo duró?
  ¿Qué método usó Ud. para dejar el hábito?
  ¿Recuerda Ud. por qué volvió a fumar o mascar tabaco otra vez?

- Si Ud. no usa tabaco actualmente, ¿ha Ud. fumado o mascado tabaco en tiempos pasados?
  ¿Qué influencia ejerció sobre Ud. para dejar el hábito?

¿Toma Ud. bebidas alcohólicas?

- ¿Qué clase?

Beer?
Wine?
Hard liquor?
• How often do you drink?

• How many drinks?
Spread over how much time?

How many times do you urinate each day?
• Have you noticed any change in frequency?

What kind of change?

Have you noticed any increase or decrease in the amount of urine you void each time?

Sleep patterns

Do you notice that you have to awaken at night to urinate?

• How often does this occur?

Once nightly?
More than once nightly?
Every other night?
A few times weekly?

Once weekly?
Other?
• How long have you been experiencing this?

Does this happen only when you drink large amounts of liquid in the evening?

Do you ever notice that your pajamas or sheets are soiled with urine?

Nutrition

Do you follow a special diet?
• What kind of diet?
• Who prescribed the diet?

¿Cerveza?
¿Vino?
¿Aguardiente?
• ¿Con qué frecuencia bebe Ud.?
• ¿Cuántas bebidas?
¿Durante cuánto tiempo?

¿Cuántas veces al día orina Ud.?

• ¿Ha notado algún cambio en la frecuencia con la que Ud. orina?
¿Qué clase de cambio?

¿Ha notado Ud. aumento o disminución en la cantidad de orina que descarga cada vez?

Hábitos de dormir

¿Ha notado Ud. que tiene que despertar durante la noche para orinar?

• ¿Con qué frecuencia ocurre esto?
¿Una vez por noche?
¿Más de una vez por noche?
¿Una noche sí y otra no?
¿Unas cuántas veces a la semana?
¿Una vez a la semana?
¿Otra?
• ¿Hace cuánto tiempo que le pasa esto?

¿Le pasa a Ud. esto solamente cuando ha bebido grandes cantidades de liquido en la noche?

¿Ha notado Ud. alguna vez que sus pijamas o las sabanas están manchadas de orina?

Nutrición

¿Tiene Ud. una dieta especial?
• ¿Qué clase de dieta?
• ¿Quién le recetó a Ud. la dieta?

- How long have you been on the diet?
- What is the reason for the diet?

- ¿Hace cuánto tiempo que tiene Ud. esta dieta?
- ¿Cuál es la razón que Ud. tiene esta dieta?

Do you limit your salt intake?

- Why?
- How much salt do you use, if any?

¿Limita Ud. la cantidad de sal que toma?

- ¿Por qué?
- ¿Cuánta sal usa Ud. si es que la usa?

How many glasses of liquid do you drink daily?

¿Cuántos vasos de liquido toma Ud. al día?

What kinds of liquid do you drink?

¿Qué tipo de liquidos bebe Ud.?

Sexual patterns

Normas sexuales

Have you noticed any tenderness when you clean yourself after voiding?

- Where is it located?

¿Ha notado algo de sensibilidad anormal cuando Ud. se limpia después de orinar?

- ¿Dónde se encuentra la sensibilidad?

Do you ever have pain during sexual intercourse?

¿Qué hay veces Ud. siente dolor cuando tiene relaciones sexuales?

Environment

Medio ambiente

Do you live in a house or apartment?

- How many floors does it have?
- Where is the bathroom?

¿Vive Ud. en casa sola o en apartamento?

- ¿Cuántos pisos tiene?
- ¿Dónde está el baño?

Are you able to make it to the bathroom when you have to urinate?

- If not, what do you do to compensate?

¿Puede Ud. llegar hasta el baño cuando tiene que orinar?

- Si no le da a Ud. tiempo de llegar al baño, ¿qué hace Ud. para compensarse?

PSYCHOSOCIAL CONSIDERATIONS

Roles

Función personal

Can you urinate independently?

- What kind of help do you need?

¿Puede Ud. orinar por sí solo(a)?

- ¿Qué clase de ayuda necesita Ud.?

If you have urinary frequency or have to urinate at night, does it affect any family members?

- How?

¿Si Ud. tiene que orinar con frecuencia o tiene que orinar durante la noche, que esto le afecta a algún miembro de la familia?
- ¿Cómo?

Responsibilities

Responsabilidades

What is your occupation?

¿Cuál es su profesión o su trabajo?

Do you have ample time to visit the bathroom while you work?

¿Tiene suficiente tiempo para ir al baño mientras Ud. está en su trabajo?

DEVELOPMENTAL CONSIDERATIONS

For the pediatric client

Para el (la) cliente pediátrico(a)

Does the child have a persistent diaper rash?
- When does it occur?
- What, if anything, relieves it?

¿Tiene la criatura un salpullido persistente?
- ¿Cuándo ocurre esto?
- Si es que haya algo que lo alivie, ¿qué es?

How many diapers does the child wet each day?
- Has this number changed recently?
  Decreased?
  Increased?

¿Cuántos pañales moja la criatura al día?
- ¿Ha cambiado este número recientemente?
  ¿Disminuido?
  ¿Aumentado?

Does the child have excessive thirst?

¿Tiene el (la) niño(a) excesiva sed?

Has the child experienced recent urinary problems, such as difficulty urinating or a urine stream change?
- Can you describe the problem?

¿Ha tenido el (la) niño(a) últimamente problemas urinarios, tal como dificultad en orinar o ha cambiado el hilo de su orina?
- ¿Puede Ud. describir el problema?

Does the child cry when urinating?

¿Llora el (la) niño(a) cuando orina?

Has the child's bladder control deteriorated recently?

¿Se ha deteriorado últimamente el control de la vejiga del (de la) niño(a)?

Did the child learn to sit, stand, and talk at the expected time?

¿Aprendió el (la) niño(a) a sentarse, pararse y hablar a su debido tiempo?

Does the child have a schedule for urinating, such as always urinating after a meal or before bedtime?
  • What is the child's schedule?

¿Tiene el (la) niño(a) un horario fijo para orinar, tal como siempre orinar después del alimento o antes de acostarse?
  • ¿Cuál es el horario del (de la) niño(a)?

For the pregnant client

Para la cliente embarazada

Do you ever have pain when you urinate or in the kidney area?
  • When did it start?
  • How long have you had it?

  • What relieves it?
  • What is the pain like?

¿Siente Ud. dolor al orinar o en la región del riñón?

  • ¿Cuándo comenzó esto?
  • ¿Hace cuánto tiempo que lo tiene?
  • ¿Qué es lo que lo mitiga?
  • ¿Cómo es el dolor?

Have you ever been diagnosed with a urinary tract infection?

  • When?
  • What were your symptoms?
  • How was it treated?

¿Se le ha diagnosticado a Ud. alguna vez una infección en el sistema urinario?
  • ¿Cuándo?
  • ¿Cuáles fueron los síntomas?
  • ¿Qué tratamiento se le dio?

For the elderly client

Para el (la) cliente anciano(a)

How much liquid do you drink in the evening?

¿Cuánto liquido bebe Ud. en la noche?

What types of liquid do you drink in the evening?

¿Qué clase de liquido bebe Ud. en la noche?

Do you ever lose control of your bladder?
  • How often does this occur?

  • Does this occur suddenly or do you feel a warning, such as intense pressure?

¿Ha perdido Ud. control de la vejiga alguna vez?
  • ¿Con qué frecuencia ocurre esto?
  • ¿Ocurre esto derepente o siente Ud. un aviso, tal como una presión intensa?

CHAPTER 12

FEMALE REPRODUCTIVE SYSTEM

CURRENT HEALTH PROBLEMS

Bleeding

Do you ever bleed between menstrual periods?

- How much?
- For how long?

Do you ever have vaginal bleeding after intercourse?

- When?
- How much?
- For how long?

Have you gone through menopause?
- At what age?
- When was your last menstrual period?

Breast changes

What changes have you noticed in your breasts?

How would you describe the change?
- Lump?
- Thickening?
- Swelling?
- Skin dimpling?

When did you first notice the change?

Has it improved or worsened?

Sangría

¿Qué hay veces que Ud. tiene sangría entre sus periodos menstruales?
- ¿Cuánta?
- ¿Por cuánto tiempo?

¿Qué hay veces que Ud. tiene sangría vaginal después de tener relaciones sexuales?
- ¿Cuándo?
- ¿Cuánta?
- ¿Por cuánto tiempo?

¿Ya tuvo Ud. la menopausia?

- ¿A qué edad?
- ¿Cuándo tuvo Ud. su último periodo menstrual?

Cambios en los senos (la mama)

¿Qué cambios ha notado Ud. en los senos?

¿Cómo describiría Ud. este cambio?
- ¿Pella?
- ¿Endurecimiento?
- ¿Hinchazón?
- ¿Hoyuelos en la piel?

¿Cuándo notó Ud. el cambio por primera vez?

¿Se ha mejorado o empeorado?

Have you noticed any changes in your underarms?
- How long ago did you notice it?
- Has it become more pronounced lately?

Have you noticed any nipple discharge?
- How long ago did you notice it?
- Has it become more pronounced lately?

Does this discharge occur with only one nipple?
- Which nipple?

What is the color of the discharge?

Does the discharge occur spontaneously or with manual pressure?

Do you have any rash or eczema on either nipple?

Menstrual cycle changes

When was the first day of your last menstrual period?

Was that period normal compared with your previous periods?

When was the first day of your previous menstrual period?

How often do your periods occur?
- Are they regular?

How long do your periods normally last?

How would you describe your menstrual flow?
- Heavy?
- Moderate?
- Light?

¿Ha notado Ud. algún cambio en las axilas?
- ¿Hace cuánto tiempo lo notó?
- ¿Se ha vuelto más visible últimamente?

¿Ha notado Ud. alguna descarga del pezón?
- ¿Hace cuánto tiempo que Ud. la notó?
- ¿Ha aumentado últimamente?

¿Viene esta descarga sólo de un pezón?
- ¿De cuál?

¿De qué color es la descarga?

¿Ocurre la descarga espontaneamente o bajo presión manual?

¿Tiene Ud. algo de erupción o eccema en uno u otro de los pezones?

Cambios en el ciclo mentrual

¿Cuándo fue el primer día de su último periodo menstrual?

¿Fue ese periodo normal en comparación con los periodos anteriores?

¿Cuándo fue el primer día de su periodo menstrual anterior a ése?

¿Con qué frecuencia tiene Ud. sus periodos menstruales?
- ¿Con regularidad?

¿Normalmente cuántos días duran sus periodo menstruales?

¿Cómo describiría Ud. su flujo menstrual?
- ¿Fuerte?
- ¿Moderado?
- ¿Ligero?

What color is your menstrual flow?
- Are there any clots?
  Few?
  Moderate number?
  Many?

How many sanitary napkins or tampons do you use on each day of your period?
- Has this changed recently?

  Has it increased?
  Has it decreased?

Pain

Do you have pain?
- When does the pain occur?
  Before your periods?
  During your periods?
  After your periods?
  Other?

Where do you feel the pain?

Does it radiate to any other areas?
- Can you point to where it radiates?

What does the pain feel like?
- Dull and cramping?
- Sharp and stabbing, like a knife?
- Pressure or tightness?
- Burning sensation?

How long does the pain last?
- Is it constant?
- Is it intermittent?

How long have you had the pain?
- Did it start recently?
  When?

Vaginal discharge

Do you have any vaginal discharge?
- When did it start?

¿De qué color es su flujo menstrual?
- ¿Contiene coágulos?
  ¿Pocos?
  ¿Un número moderado?
  ¿Muchos?

¿Cuántas almohadillas sanitarias o tapones usa Ud. cada uno de los días de su periodo?
- ¿Ha cambiado esto últimamente?
  ¿Ha aumentado?
  ¿Ha aminorado?

Dolor

¿Tiene Ud. dolor?
- ¿Cuándo tiene Ud. el dolor?
  ¿Antes de sus periodos?
  ¿Durante sus periodos?
  ¿Después de sus periodos?
  ¿Otro?

¿Dónde siente Ud. el dolor?

¿Se extienede a otra región?

- ¿Me puede Ud. indicar hasta donde se extiende?

¿Cómo siente Ud. el dolor?
- ¿Sordo y con retortijones?
- ¿Agudo y punzante, como cuchillada?
- ¿Presión o tensión?
- ¿Sensación ardiente?

¿Cuánto tiempo dura el dolor?
- ¿Es constante?
- ¿Es intermitente?

¿Hace cuánto tiempo que Ud. tiene el dolor?
- ¿Comenzó de repente?
  ¿Cuándo?

Descarga vaginal

¿Tiene Ud. alguna descarga vaginal?
- ¿Cuándo comenzó?

- How long have you had it?

- How much discharge have you noticed?

What color is the vaginal discharge?

Does the discharge have any odor?
- Can you describe the odor?

Have you experienced any other symptoms, such as:
- Itching?
- Burning on urination?
- Painful intercourse?

- Fever?
- Chills?
- Swelling?

Have you noticed any sores or ulcers?
- Where?
- Does your sexual partner have any signs and symptoms of an infection, such as:

  Genital sores?
  Penile discharge?

- ¿Hace cuánto tiempo que Ud. la tiene?
- ¿Cuánta descarga ha notado Ud.?

¿De qué color es la descarga vaginal?

¿Qué la descarga vaginal tiene algún olor?
- ¿Puede Ud. describir el olor?

¿Ha tenido Ud. otros síntomas, tales como:
- ¿Comezón?
- ¿Ardor al orinar?
- ¿Dolor al tiempo de tener relaciones sexuales?
- ¿Fiebre?
- ¿Escalofrío?
- ¿Hinchazón?

¿Ha notado Ud. algunas llagas o úlceras?
- ¿Dónde?
- ¿Qué su compañero sexual tiene algunos de los siguientes signos o síntomas, tales como:

  ¿Llagas genitales?
  ¿Descarga del pene?

MEDICAL HISTORY

At what age did you begin to menstruate?

Have you gone through menopause?
- At what age?

Did you experience any problems during menopause, such as:
- Hot flashes?
- Night sweats?
- Excessive weight gain?
- Mood swings?
- Other?
  What did you do to relieve them?

¿A qué edad comenzó Ud. la menstruación?

¿Ha tenido Ud. la menopausia?

- ¿A qué edad?

¿Durante la menopausia tuvo Ud. algunos problemas, tales como:
- ¿Acceso repentino de calor?
- ¿Sudor nocturno?
- ¿Aumento de peso excesivo?
- ¿Cambios de humor?
- ¿Otro?
  ¿Qué hizo Ud. para mitigarlos?

Have you had any discomfort before or during your periods?

¿Ha tenido Ud. malestar antes o durante sus periodos?

Has anyone ever told you that something is wrong with your uterus or other reproductive organs?
- Who told you?
- When?

¿Se le ha dicho a Ud. que hay algo malo con su útero o con sus órganos reproductivos?
- ¿Quién se lo dijo?
- ¿Cuándo?

Have you ever had a sexually transmitted disease or other genital or reproductive system infection?
- What was the problem?
  Chlamydia?
  Gonorrhea?
  Syphilis?
  Other?
- How was it treated?
- Did any complications develop?
  What were the complications?

¿Ha tenido Ud. alguna vez una enfermedad transmitida sexualmente u otra infección genital o del sistema reproductivo?
- ¿Cuál fue el problema?
  ¿Clamidiosis?
  ¿Gonorrea?
  ¿Sífilis?
  ¿Otra?
- ¿Qué tratamiento se le dio?
- ¿Se le desarrollaron a Ud. algunas complicaciones?
  ¿Cuáles fueron las complicaciones?

Have you had surgery for a reproductive system problem?

- When?
- What type of surgery?

¿Ha tenido Ud. cirugía a causa de un problema con el sistema reproductivo?
- ¿Cuándo?
- ¿Qué tipo de cirugía?

Have you ever received radiation therapy to your reproductive organs?
- When?

¿Se les ha dado terapia por medio de radiación a sus organos reproductivos?
- ¿Cuándo?

Have you ever been pregnant?

- Have you ever had a miscarriage or abortion?

  How many times?
- At what age did you bear your children?

¿Ha estado Ud. embarazada alguna vez?
- ¿Alguna vez ha tenido Ud. un aborto espontáneo o inducido?
  ¿Cuántas veces?
- ¿A qué edad tuvo Ud. a sus hijos?

Have you ever had any problems during pregnancy?

- What were the problems?

- When did they occur?

¿Ha tenido Ud. alguna vez problemas durante el embarazo?
- ¿Cuáles fureron los problemas?
- ¿Cuándo ocurrió esto?

During the prenatal period?	¿Durante el periodo prenatal?
During labor?	¿Durante el parto?
After delivery?	¿Después del parto?
• What treatment did you receive?	• ¿Qué tratamiento se le dio?
• Did any of the problems continue?	• ¿Siguió Ud. teniendo esos problemas?
Which ones?	¿Cuáles?
• Were your infants healthy?	• ¿Fueron saludables sus infantes?
Can you describe the problems?	¿Puede Ud. describir el problema?
• Did you breast-feed your infants?	• ¿Les dio Ud. de mamar a sus hijos?

Have you ever had problems conceiving?

¿Ha tenido Ud. problemas en concebir?

• What treatment did you receive, if any?

• ¿Qué tratamiento se le dio, si es que se le dio algún tratamiento?

Have you ever had breast surgery?

¿Ha tenido Ud. cirugía de los senos?

• When?
• For what reason?

• ¿Cuándo?
• ¿Por qué razón?

Have you ever had a mammogram?

¿Se le ha tomado a Ud. una mamografía?

• If so, at what age was your first mammogram?

• Si se le ha tomado, ¿qué edad tenía Ud. cuando se le tomó la primera?

FAMILY HISTORY

Has anyone in your family ever had any reproductive problems, such as:

¿Qué algún miembro de su familia ha tenido alguna vez problemas del sistema reproductivo, tal como:

• Difficulty conceiving?
• Spontaneous abortion?
• Menstrual difficulties?

• ¿Dificultad en concebir?
• ¿Aborto espontáneo?
• ¿Dificultades con la menstruación?

• Multiple births?
• Congenital anomalies?
• Difficult pregnancies?

• ¿Nacimiento múltiple?
• ¿Anomalías congénitas?
• ¿Embarazos difíciles?

Has anyone in your family had any of the following:

¿Qué algún miembro de su familia ha tenido alguna de las siguientes:

- High blood pressure?
- Diabetes mellitus?
- Gestational diabetes?
- Obesity?
- Heart disease?
- Cancer?
    Who?
    Where was the cancer?
    How was it treated?

Has any member of your immediate family had gynecologic surgery?
- Who?
- What type of surgery?
- What was the reason for the surgery?

Did your mother or any siblings have breast cancer?

- Was the cancer in one or both breasts?
- How was it treated?

- ¿Presión sanguínea alta?
- ¿Diabetes mellitus?
- ¿Diabetes gestacional?
- ¿Obesidad?
- ¿Enfermedad del corazón?
- ¿Cancer?
    ¿Quién?
    ¿Dónde tuvo el cancer?
    ¿Qué tratamiento se le dio?

¿Hay algún miembro de su familia inmediata que haya tenido cirugía ginecológica?
- ¿Quién?
- ¿Qué tipo de cirugía?
- ¿Cuál fue la razón para tener la cirugía?

¿Qué su madre de Ud. o cualquiera de sus hermanas de Ud. han tenido cancer de la mama?
- ¿Tuvo o tuvieron el cancer en uno o en los dos senos?
- ¿Qué tratamiento se les dio?

HEALTH PATTERNS

Medications

Do you take any medications?
- Prescription?
- Over the counter?
- Other?

Which prescription medications do you take routinely?
- How often do you take them?
    Once daily?
    Twice daily?
    Three times daily?
    Four times daily?
    More often?

Which over-the-counter medications do you take routinely?

- How often do you take them?
    Once daily?
    Twice daily?

Medicamentos

¿Toma Ud. medicamentos?
- ¿De receta?
- ¿Sin necesidad de receta?
- ¿Otro?

¿Qué medicamento de receta toma Ud. por rutina?
- ¿Con qué frecuencia los toma?
    ¿Una vez al día?
    ¿Dos veces al día?
    ¿Tres veces al día?
    ¿Cuatro veces al día?
    ¿Con más frecuencia?

¿Qué medicamentos que no necesitan receta toma Ud. por rutina?
- ¿Con qué frecuencia los toma?
    ¿Una vez al día?
    ¿Dos veces al día?

Three times daily?	¿Tres veces al día?
Four times daily?	¿Cuatro veces al día?
More often?	¿Con más frecuencia?

Which medications do you take periodically?

¿Qué medicamentos toma Ud. periódicamente?

Why do you take these medications?

¿Por qué toma Ud. estos medicamentos?

What is the dosage for each medication?

¿Cuál es la dosis que Ud. toma de cada uno de estos medicamentos?

How does each medication make you feel?

¿Cómo le hace sentirse cada uno de estos medicamentos?

Are you allergic to any medications?
- Which medication?
- What happens when you have an allergic reaction?

¿Está Ud. alérgico(a) a algún medicamento?
- ¿A qué medicamento?
- ¿Qué le pasa a Ud. cuando tiene una reacción alérgica?

Are you currently using an oral contraceptive?
- What do you use?
- How long have you used it?

¿Usa Ud. actualmente un anticonceptivo oral?
- ¿Qué usa Ud.?
- ¿Hace cuánto tiempo que lo usa?

Personal habits

Hábitos personales

Do you smoke?
- What do you smoke?
- How long have you smoked?

- How many cigarettes do you smoke each day?
- Did you ever stop?

  How long did it last?
  What method did you use to stop?
  Do you remember why you started again?

- If you do not use tobacco now, have you smoked in the past?
  What influenced you to stop?

¿Fuma Ud.?
- ¿Qué fuma Ud.?
- ¿Hace cuánto tiempo que Ud. fuma?
- ¿Cuántos cigarrillos fuma Ud. al día?
- ¿Alguna vez dejó Ud. de fumar o mascar tabaco?
  ¿Cuánto tiempo duró?
  ¿Qué método usó Ud. para dejar el hábito?
  ¿Recuerda Ud. por qué comenzó a fumar o mascar tabaco otra vez?
- Si no usa tabaco actualmente, ¿ha Ud. fumado en tiempos pasados?
  ¿Qué influencia ejerció sobre Ud. para dejar el hábito?

Do you drink alcoholic beverages?
- What type?
  Beer?
  Wine?
  Hard liquor?
- How often do you drink?

- How many drinks?
  Spread over how much time?

Do you use a contraceptive device?
- How long have you used it?

- Is the device in good condition?

Do you have regular health checkups, including gynecologic examinations?

When was your last Papanicolaou (PAP) test?

When was your last mammogram?

Do you perform breast self-examination?
- How often do you perform it?

- When do you perform it?

Sleep patterns

Do you have urinary problems that interfere with your sleep?

Activities

Have you recently changed your routine activities?

- What kinds of changes?

Nutrition

Do you eat a well-balanced diet?

How much fat do you eat?

¿Toma Ud. bebidas alcohólicas?

- ¿Qué clase?
  ¿Cerveza?
  ¿Vino?
  ¿Aguardiente?
- ¿Con qué frecuencia bebe Ud.?
- ¿Cuántas bebidas?
  ¿Durante cuánto tiempo?

¿Usa Ud. un dispositivo anticonceptivo?
- ¿Hace cuánto tiempo que lo usa?
- ¿Está el dispositivo en buenas condiciones?

¿Tiene Ud. reconocimientos médicos con regularidad, incluso uno ginecológico?

¿Cuándo tuvo Ud. su último frotis de Papanicolau?

¿Cuándo se le tomó la última mamografía?

¿Se hace Ud. el autoexamen de los senos?
- ¿Con qué frecuencia se los hace Ud.?
- ¿Cuándo se los hace Ud.?

Normas de dormir

¿Tiene Ud. problemas urinarios que interfieren con su dormir?

Actividades

¿Ha Ud. cambiado recientemente sus actividades habituales?
- ¿Qué clase de cambios?

Nutrición

¿Come Ud. una dieta bien balaceada?

¿Qué cantidad de grasa come Ud.?

Do you follow a special diet?
- What type of diet?
- Who prescribed the diet?

Do you eat or drink caffeine-containing items, such as chocolate, coffee, tea, or cola?
- How much do you eat or drink each day?

Sexual patterns

Are you sexually active?

- When was the last time you had intercourse?
- Do you have more than one partner?

Do you take any precautions to prevent contracting sexually transmitted disease or acquired immunodeficiency syndrome (AIDS)?
- What do you use?

Do any cultural or religious factors affect your beliefs or practices regarding sexuality and reproduction?

Is your sexual preference heterosexual, homosexual, or bisexual?

Have you noticed any changes in your sexual interest, frequency of intercourse, or sexual functioning?

Do you have breast tenderness or pain related to lumpy breasts?

- How does it affect your sex life?

Are you experiencing any sexual difficulty?
- Does it affect your emotional and social relationships?

¿Sigue Ud. una dieta especial?
- ¿Qué tipo de dieta?
- ¿Quién le recetó la dieta?

¿Come o bebe Ud. comestibles que contengan cafeína, tal como chocolate, café, té o cola?
- ¿Cuánto come o bebe Ud. al día?

Compañeros sexuales

¿Tiene Ud. relaciones sexuales actualmente?

- ¿Cuándo fue la última vez que tuvo relaciones sexuales?
- ¿Tiene Ud. más de un compañero?

¿Toma Ud. precaución para no contagiarse de una enfermedad transmitida sexualmente o de síndrome de inmunodeficiencia adquirida?
- ¿Qué usa Ud.?

¿Qué algunos factores culturales o religiosos afectan sus creencias o hábitos con respecto a su sexualidad y su procración?

¿Es su preferencia sexual heterosexual, homosexual o bisexual?

¿Ha notado Ud. algunos cambios en su interés sexual, frecuencia de coito o en su desempeño sexual?

¿Tiene Ud. sensibilidad excesiva en los senos o dolor con respecto a senos que contienen muchas pellas?
- ¿Qué efecto tiene esto en su vida sexual?

¿Tiene Ud. actualmente alguna dificultad sexual?
- ¿Qué esta dificultad le afecta a sus relaciones emocionales y sociales?

Are you satisfied with communication between you and your partner about your sexual needs?

¿Está Ud. satisfecha de la comunicación entre Ud. y su compañero con respecto a sus necesidades sexuales?

Are your needs for affection and intimacy being met?

¿Se le satisfacen sus necesidades de afecto e intimidad?

PSYCHOSOCIAL CONSIDERATIONS

Coping skills

Have you experienced a high stress level for a long time?
• How long?

Do you have any special measures for stress management?

Habilidad de darse abasto

¿Ha sentido Ud. un nivel alto de tensión por mucho tiempo?
• ¿Por cuánto tiempo?

¿Tiene Ud. alguna manera de controlar la tensión?

Roles

How important are your breasts and reproductive organs to your self-image?

Autoimagen

¿Qué importancia tienen los senos y organos reproductivos para su autoimagen?

Responsibilities

What is your occupation?

What are your typical responsibilities at home?

Have your health problems interfered with your responsibilities?
• How?

Responsabilidades?

¿Cuál es su profesión o trabajo?

¿Cuáles son sus responsabilidades típicas en el hogar?

¿Sus problemas con su salud le han interferido con sus responsabilidades?
• ¿Cómo?

DEVELOPMENTAL CONSIDERATIONS

For the pediatric client

What name would you like me to call you?

What problem brings you here?

How can I help you?

Para la cliente pediátrica

¿Cómo quieres que te llame?

¿Qué problema te trae aquí?

¿Cómo te puedo ayudar?

For the adolescent client

At what age did you first notice hair on your pubic area?

Para la cliente adolescente

¿A qué edad notaste cabello en la región púbica?

When did you first notice your breasts growing?

¿Cuándo notaste que te crecían los senos?

How do you think your breasts will change as you get older?

¿Cómo piensas que tus senos cambiarán cuando seas mayor?

How do you feel you are developing compared with your friends?

¿Cómo crees que te desarrollas comparada con tus amigas?

Have you experienced any new feelings or emotions?

¿Has tenido nuevos sentimientos o has sentido nuevas emociones?

- Would you like to talk about them?

- ¿Quieres hablar de esto?

Have you noticed any moistness on your underpants?

¿Has notado alguna humedad en tus calzones?

Have you noticed any blood on your underpants?

¿Has notado alguna mancha de sangre en tus calzones?

When did you begin having menstrual periods?

¿Cuándo comenzaste a tener periodos menstruales?

Are you sexually active?

¿Tienes relaciones sexuales actualmente?

- How old were you when you first had intercourse?

- ¿Qué edad tenías cuando tuviste relaciones sexuales por primera vez?

- Do you ever have pain during intercourse?

- ¿Qué alguna vez sientes dolor durantes las relaciones sexuales?

For the pregnant client

Para la cliente embarazada

Do you wear a supportive brassiere?

¿Usa Ud. un sostén de soporte?

Do you plan to breast-feed?

¿Piensa Ud. dar de mamar?

Do you have any concerns about breast-feeding?

¿Tiene Ud. algo de anciedad en dar de mamar?

For the elderly client

Para la cliente anciana

Do you experience hot flushes or flashes?

¿Siente Ud. bochorno o acaloraminto?

- How bothersome are they?

- ¿Le es muy molesto?

Do you experience vaginal dryness, pain, or itching during sexual intercourse?

¿Tiene Ud. sequedad, dolor o comezón vaginal durante el coito?

Are you having menstrual irregularities?

¿Tiene Ud. irregularidades menstruales?

Do you practice contraception?

¿Usa Ud. anticonceptivo?

Are you having any problems or changes you attribute to menopause?
• What are they?
• Could anything else be causing these problems or changes?

¿Tiene Ud. problemas o cambios que los atribuye a la menopausia?
• ¿Cuáles son?
• ¿Es posible que cualquier otra cosa pudiera causar estos problemas o cambios?

How do you feel about menopause?

¿Qué piensa Ud. de la menopausia?

Have you undergone menopause?
• Are you receiving hormone therapy for menopause?
• Have you had any bleeding?
• Do you wear a well-fitting brassiere?

¿Ha tenido Ud. la menopausia?

• ¿Se le da a Ud. terapia de hormonas para la menopausia?
• ¿Ha tenido Ud. sangría?
• ¿Usa Ud. un sostén bien ajustado?

CHAPTER 13

MALE REPRODUCTIVE SYSTEM

CURRENT HEALTH PROBLEMS

Changes in appearance

Have you noticed any changes in the color of the skin on your penis or scrotum?
- What is the color?

Are you circumcised?
- Can you retract and replace the foreskin easily?

Have you noticed any of the following on your penis:
- Sore?
- Lump?
- Ulcer?

Cambio en el aspecto

¿Ha notado Ud. algún cambio en el color de la piel del pene o del escroto?
- ¿De qué color es?

¿Se le hizo a Ud. la circuncisión?
- ¿Puede Ud. contraer y reponer el prepucio con facilidad?

¿Ha notado Ud. algunas de las siguientes en el pene:
- ¿Llagas?
- ¿Pellas?
- ¿Úlcera?

Ejaculation difficulties

Do you have any difficulty with ejaculation?
- What type of difficulty?
  Premature ejaculation?
  Delayed ejaculation?
  Retrograde (backward) ejaculation?

Do you ever experience pain during ejaculation?

Dificultades con la eyaculación

¿Tiene Ud. alguna dificultad con la eyaculación?
- ¿Qué clase de dificultad?
  ¿Eyaculación prematura?
  ¿Eyaculación retardada?
  ¿Eyaculación retrógrada (que va hacia atrás)?

¿Siente Ud. dolor alguna vez durante la eyaculación?

Erection difficulties

Do you have any difficulty achieving and maintaining an erection during sexual activity?
- What type of difficulty?

Dificultades de erección

¿Tiene Ud. alguna dificultad en obtener y sostener una erección durante su actividad sexual?
- ¿Qué tipo de dificultad?

Do you have erections at other times, such as when awakening?

¿Tiene Ud. erecciones en otras ocasiones, tal como al despertar?

Do you have pain from erection?

¿Tiene Ud. dolor con la erección?

Nocturia

Nocturia

Do you get up during the night to urinate?
- How often?
- When did it start?

¿Se levanta Ud. por la noche para orinar?
- ¿Con qué frecuencia?
- ¿Cuándo comenzó esto?

Do you have any of the following:
- Urinary frequency?
- Hesitancy?
- Dribbling?
- Pain in the area between your rectum and penis, your hips, or your lower back?

¿Tiene Ud. alguno de los siguientes:
- ¿Orinar con frecuencia?
- ¿Titubeo?
- ¿Goteo?
- ¿Dolor en la región entre el recto y el pene, las caderas o la parte inferior de la espalda?

Pain

Dolor

Do you have pain in your penis, testes, or scrotum?
- Where?
- When did it start?

Tiene Ud. dolor del pene, los testículos o del escroto?
- ¿Dónde?
- ¿Cuándo le empezó a Ud. el dolor?

When does the pain occur?

¿Cuándo ocurre el dolor?

Does the pain radiate?
- Where?

¿Es radiante el dolor?
- ¿Dónde?

What does the pain feel like?
- Dull ache?
- Burning sensation?
- Pressure?
- Pulling sensation?
- Sharp and stabbing, like a knife?

¿Cómo siente Ud. el dolor?
- ¿Dolor sordo?
- ¿Sensación ardiente?
- ¿Presión?
- ¿Sensación de tracción?
- ¿Agudo y punzante, como cuchillada?

What aggravates the pain?

¿Qué es lo que agrava al dolor?

What relieves the pain?

¿Qué es lo que lo mitiga?

Have you felt a lump, painful sore, or tenderness in your groin?
- When did you first notice it?

¿Ha notado Ud. una pella, una llaga dolorosa o sensibilidad excesiva en la ingle?
- ¿Cuándo notó Ud. esto por primera vez?

Penile discharge

Have you noticed any discharge from your penis?
- What color is it?
  Yellow?
  Clear?
  Bloody?
  Other?
- What is the discharge's consistency?
  Thin?
  Thick?

Scrotal swelling

Have you noticed any swelling in your scrotum?
- When did it start?
- How long have you had it?

How would you describe the swelling?
- Constant?
- Intermittent?

What relieves the swelling?

What aggravates the swelling?

Has the swelling improved or worsened since it started?

Descarga del pene

¿Ha notado Ud. alguna descarga del pene?
- ¿De qué color es?
  ¿Amarilla?
  ¿Clara?
  ¿Ensangrentada?
  ¿Otro?
- ¿Cuál es la consistencia de la descarga?
  ¿Fluida?
  ¿Espesa?

Hinchzazón del escroto

¿Ha notado Ud. alguna hinchazón del escroto?
- ¿Cuándo le comenzó?
- ¿Hace cuánto tiempo le comenzó a Ud.?

¿Cómo describiría Ud. la hinchazón?
- ¿Constante?
- ¿Intermitente?

¿Qué es lo que le hace bajar la hinchazón?

¿Qué es lo que agrava la hinchazón?

¿Ha mejorado o empeorado la hinchazón desde que comenzó?

MEDICAL HISTORY

Do you have any children?
- How many?
- What are their ages?

Have you ever had a problem with infertility?
- Is it a current concern?

Have you ever had surgery on the genitourinary tract or for a hernia?
- Where?
- When?

¿Tiene Ud. hijos?
- ¿Cuántos?
- ¿Qué edad tienen?

¿Ha tenido Ud. alguna vez algún problema con esterilidad?
- ¿Es esto una preocupación actual?

¿Ha tenido Ud. alguna vez cirugía del sistema genitourinario o hernia?
- ¿Dónde?
- ¿Cuándo?

- Why?

Did you experience any complications after surgery?
- What were the complications?

- How were they treated?

Have you ever had an injury to the genitourinary tract?

- What happened?
- When did it occur?
- What symptoms have developed as a result?

Have you ever been diagnosed as having a sexually transmitted disease or any other infection in the genitourinary tract?

- What was the problem?
  Chlamydia?
  Gonorrhea?
  Syphilis?
  Other?
- How long did it last?
- How was it treated?
- Did any complications develop?
  What were the complications?

Have you had any of the following:
- Diabetes mellitus?
- Heart disease, such as arteriosclerosis?
- Neurologic disease, such as multiple sclerosis or amyotrophic lateral sclerosis?
- Cancer of the genitourinary tract?

Do you have a history of undescended testes or an endocrine disorder, such as hypogonadism?
- When was it diagnosed?
- How was it treated?

- ¿Por qué?

¿Tuvo Ud. alguna complicación después de la cirguía?
- ¿Cuáles fueron las complicaciones?
- ¿Qué tratamiento se les dio?

¿Ha tenido Ud. alguna vez una lesión en el sistema genitourinario?

- ¿Qué ocurrió?
- ¿Cuándo ocurrió?
- ¿Qué síntomas se le han desarrollado a causa de esto?

¿Se le ha diagnosticado a Ud. alguna vez una enfermedad transmitida sexualmente o cualquier otra infección del sistema genitourinario?

- ¿Cuál fue el problema?
  ¿Clamidiosis?
  ¿Gonorrea?
  ¿Sífilis?
  ¿Otra?
- ¿Cuánto tiempo le duró?
- ¿Qué tratamiento se le dio?
- ¿Se le desarrollaron algunas complicaciones?
  ¿Cuáles fueron las complicaciones?

¿Ha tenido Ud. alguna de las siguientes:
- ¿Diabetes melitus?
- ¿Enfermedad del corazón, tal como arteriosclerosis?
- ¿Enfermedades neurológicas, tal como esclerosis múltiple o esclerosis amiotrófica lateral?
- ¿Cancer del sistema genitourinario?

¿Tiene Ud. un historial de testículos no descendidos o un desorden endocrino, tal como hipogonadismo?
- ¿Cuándo se le diagnosticó?
- ¿Qué tratamiento se le dio?

FAMILY HISTORY

Has anyone in your family had infertility problems?

- Who?
- How was it treated?

Has anyone in your family had a hernia?

- Who?
- How was it treated?

¿Hay algún miembro de su familia que haya tenido problemas de esterilidad?

- ¿Quién?
- ¿Qué tratamiento se le dio?

¿Hay algún miembro de su familia que haya tenido una hernia?

- ¿Quién?
- ¿Qué tratamiento se le dio?

HEALTH PATTERNS

Medications

Do you take any medications?
- Prescription?
- Over the counter?
- Other?

Which prescription drugs do you take routinely?
- How often do you take them?

  Once daily?
  Twice daily?
  Three times daily?
  Four times daily?
  More often?

Which over-the-counter medications do you take routinely?

- How often do you take them?
  Once daily?
  Twice daily?
  Three times daily?
  Four times daily?
  More often?

Which medications do you take periodically?

Why do you take these medications?

What is the dosage for each medication?

Medicamentos

¿Toma Ud. medicamentos?
- ¿De receta?
- ¿Sin necesidad de receta?
- ¿Otro?

¿Qué medicamentos de receta toma Ud. por rutina?
- ¿Con qué frecuencia los toma Ud.?
  ¿Una vez al día?
  ¿Dos veces al día?
  ¿Tres veces al día?
  ¿Cuatro veces al día?
  ¿Con más frecuencia?

¿Qué medicamentos que no necesitan receta toma Ud. por rutina?
- ¿Con qué frecuencia los toma?
  ¿Una vez al día?
  ¿Dos veces al día?
  ¿Tres veces al día?
  ¿Cuatro veces al día?
  ¿Con más frecuencia?

¿Qué medicamentos toma Ud. periódicamente?

¿Por qué toma Ud. estos medicamentos?

¿Cuál es la dosis para cada uno de los medicamentos?

How does each medication make you feel?

Are you allergic to any medications?
- Which medications?
- What happens when you have an allergic reaction?

Personal habits

Do you smoke or chew tobacco?
- What do you smoke?
  Cigarettes?
  Cigars?
  Pipe?
- How long have you smoked or chewed tobacco?
- How many cigarettes, cigars, or pipes of tobacco do you smoke each day?
- How much tobacco do your chew each day?
- Did you ever stop?

  How long did it last?
  What method did you use to stop?
  Do you remember why you started again?

- If you do not use tobacco now, have you smoked or chewed tobacco in the past?

  What influenced you to stop?

Do you drink alcoholic beverages?
- What type?
  Beer?
  Wine?
  Hard liquor?
- How often do you drink?

- How many drinks?

¿Cómo le hace sentirse cada uno de estos medicamentos?

¿Es Ud. alérgico a algunos medicamentos?
- ¿A qué medicamentos?
- ¿Qué le pasa a Ud. cuando tiene una reacción alérgica?

Hábitos personales

¿Fuma Ud. o masca tabaco?
- ¿Qué fuma Ud.?
  ¿Cigarrillos?
  ¿Cigros (puros)?
  ¿Pipa?
- ¿Hace cuánto tiempo que Ud. fuma o masca tabaco?
- ¿Cuántos cigarrillos, cigaros (puros) o pipas de tabaco fuma Ud. al día?
- ¿Cuánto tabaco masca Ud. al día?
- ¿Alguna vez dejo Ud. de fumar o mascar tabaco?
  ¿Cuánto tiempo duró?
  ¿Qué método usó Ud. para dejar el hábito?
  ¿Recuerda Ud. por qué volvió a fumar o mascar tabaco?
- Si Ud. no usa tabaco actualmente, ¿ha fumado o mascado tabaco en tiempos pasados?
  ¿Qué influencia ejerció sobre Ud. para dejar el hábito?

¿Toma Ud. bebidas alcohólicas?

- ¿Qué clase?
  ¿Cerveza?
  ¿Vino?
  ¿Aguardiente?
- ¿Con qué frecuencia bebe Ud.?
- ¿Cuántas bebidas?

Spread over how much time?

¿Durante cuánto tiempo?

Do you examine your testes periodically?
- How often?
- Have you been taught the proper procedure?

¿Se examina Ud. los testículos periódicamente?
- ¿Con qué frecuencia?
- ¿Se le ha enseñado a Ud. el procedimiento adecuado?

Sleep patterns

Hábitos de dormir

Do you notice that you have to awaken at night to urinate?

¿Ha notado Ud. si tiene que despertarse en la noche para orinar?

- How often does this occur?
- How long have you had this?

- ¿Con qué frecuencia ocurre esto?
- ¿Hace cuánto tiempo que esto ha ocurrido?

Activities

Actividades

Do you exercise routinely?
- How often?
- What type of exercise do you do?

¿Hace Ud. ejercio por rutina?
- ¿Con qué frecuencia?
- ¿Qué tipo de ejercicio hace Ud.?

Do you engage in sports or in any activity that requires heavy lifting or straining?

¿Participa Ud. en deportes o en alguna actividad que requiere levantar objetos pesados o hacer esfuerzos intensos?

- How often?

- ¿Con qué frecuencia?

Do you wear any protective or supportive devices, such as a jockstrap, protective cup, or truss?

¿Se pone Ud. un artículo de sustento o de protección, tal como un suspensorio masculino, vaso protector o braguero?

Sexual patterns

Normas sexuales

Are you sexually active?

¿Tiene Ud. relaciones sexuales actualmente?

- When was the last time you had intercourse?
- Do you have more than one partner?

- ¿Cuándo fue la última vez que Ud. tuvo relaciones sexuales?
- ¿Tiene Ud. más de una compañera?

Do you take any precautions to prevent contracting sexually transmitted disease or acquired immunodeficiency syndrome (AIDS)?

¿Toma Ud. alguna precaución para evitar contagiarse de alguna enfermedad transmitida sexualmente o del síndrome de inmunodeficiencia adquirida?

• What do you use?

Do you have any difficulties with erection or ejaculation?
• What type of difficulties?

Do any cultural or religious factors affect your beliefs or practices regarding sexuality and reproduction?

Is your sexual preference heterosexual, homosexual, or bisexual?

Are you having any sexual difficulty?
• Is it affecting your emotional and social relationships?

Are you satisfied with the communication between you and your partner about your sexual needs?

Are your needs for affection and intimacy being met?

Environment

Are you now or have you been exposed to radiation or toxic chemicals?
• When were you exposed?

• How long were your exposed?

• ¿Qué usa Ud.?

¿Tiene Ud. alguna dificultad de erección o de eyaculación?
• ¿Qué clase de dificultad?

¿Hay algunos factres culturales o religiosos que afecten las creencias de Ud. o su practica con respecto a la sexualidad o procreación?

¿Es su preferencia sexual heterosexual, homosexual o bisexual?

¿Tiene Ud. actualmente alguna dificultad sexual?
• ¿Le afecta esto a sus relaciones emocionales o sociales?

¿Está Ud. satisfecho con la comunicación entre Ud. y su compañera con respecto a sus necesidades sexuales?

¿Se le satisfacen sus necesidades de afecto e intimidad?

Medio ambiente

¿Está Ud. actualmente o ha estado expuesto a radiación o a productos toxicoquímicos?
• ¿Cuándo estuvo Ud. expuesto?

• ¿Por cuánto tiempo estuvo Ud. expuesto?

PSYCHOSOCIAL CONSIDERATIONS

Coping skills

Would you describe yourself as being under a lot of stress?

What measures do you use for stress management?

Do you have a supportive relationship with another person?

Habilidad de darse abasto

¿Diría Ud. que se considera estar bajo mucha tensión?

¿Qué medidas usa Ud. para el control de la tensión?

¿Tiene Ud. una relación de apoyo con otra persona?

Roles

What is your self-image?

Do you consider yourself attractive to others?

Autoimagen

¿Cuál es la autoimagen de sí mismo?

¿Piensa Ud. que otras personas lo consideran atractivo?

Responsibilities

What is your occupation?

Are you exposed to any toxic chemicals or radiation in your work?
- What kind?

What are your typical responsibilities at home?
- Have your health problems interfered with your ability to fulfill these responsibilities?

  How?

Responsabilidades

¿Cuál es su profesión o trabajo?

¿En su trabajo, está Ud. expuesto a productos toxico-químicos o a radiación?
- ¿Qué clase?

¿Cuáles son sus responsabilidades típicas en el hogar?
- ¿Sus problemas con la salud le han interferido en su capacidad de llevar a cabo sus responsabilidades?

  ¿Cómo?

DEVELOPMENTAL CONSIDERATIONS

For the pediatric client

Did the mother use any hormones during pregnancy?
- What were they?
- When did the mother take them?
- For how long?

Is the child circumcised?

- What hygienic measures do you use?

Do you notice any scrotal swelling when the child cries or has a bowel movement?

Did the child have any genitourinary abnormalities at birth?

- How were they treated?

Para el cliente pediátrico

¿Usó la madre hormonas durante su embarazo?
- ¿Cuáles fueron?
- ¿Cuándo las tomó la madre?

- ¿Por cuánto tiempo?

¿Le hicieron la circuncisión al niño?
- ¿Qué medidas de higiene usa Ud.?

¿Ha notado Ud. alguna hinchazón escrotal cuando el niño llora o cuando tiene una evacuación intestinal?

¿Tuvo el niño algunas abnormalidades genitourinaria cuando nació?
- ¿Qué tratamiento se les dio?

For the adolescent client

Do you have pubic hair?
- How old were you when it appeared?

Have you experienced any new feelings or emotions?
- Would you like to talk about them?

Are you sexually active?

- How would you describe your sexual activity?
- Do you use a contraceptive? What kind?

For the elderly client

Have you had any change in your frequency of or desire for sex?
- What kind of change?

Have you noticed any changes in your sexual performance?
- What kind of changes?

Para el cliente adolescente

¿Tienes cabello púbico?
- ¿Qué edad tenías cuando te apareció?

¿Has tenido nuevas sensibilidades o emociones?
- ¿Quieres hablar de ellas?

¿Tienes relaciones sexuales actualmente?
- ¿Cómo describirías tu actividad sexual?
- ¿Usas un anticonceptivo? ¿Qué tipo?

Para el cliente anciano

¿Ha tenido Ud. algún cambio en la frecuencia o en el deseo de tener relaciones sexuales?
- ¿Qué clase de cambio?

¿Ha notado Ud. algún cambio en su desempeño sexual?
- ¿Qué clase de cambio?

CHAPTER 14

NERVOUS SYSTEM

CURRENT HEALTH PROBLEMS

Auditory changes

How is your hearing?

Have you had any changes in your hearing?

- What kind of change?
- Does it affect one ear? Which one?

Do you wear a hearing aid?
- In which ear?
- Does it help?
- Do you wear it all the time?

Difficulty speaking

Do you have difficulty speaking?
- What happens when you try to speak?
- When did you first notice this?

Do you have difficulty expressing the words you are thinking?
- What happens?
- When did you first notice this?

Difficulty swallowing

Do you have any difficulty swallowing?
- How would you describe it?

Do you have problems with all food and drink?
- What things cause you difficulty?

Cambios auditorios

¿Cómo está su oído?

¿Ha notado Ud. algún cambio en su oído, es decir en su percepción de los sonidos?
- ¿Qué tipo de cambio?
- ¿Le afecta a Ud. un oído? ¿Cuál?

¿Usa Ud. un audífono?
- ¿En cuál oído?
- ¿Le ayuda a Ud.?
- ¿Lo usa Ud. todo el tiempo?

Dificultad en hablar

¿Tiene Ud. dificultad en hablar?
- ¿Qué ocurre cuando Ud. trata de hablar?
- ¿Cuándo notó Ud. esto por primera vez?

¿Tiene dificultad en expresar las palabras que Ud. piensa?
- ¿Qué ocurre?
- ¿Cuándo notó Ud. esto por primera vez?

Dificultad en tragar

¿Tiene Ud. dificultad en tragar?

- ¿Cómo la describiría Ud.?

¿Tiene Ud. problemas con toda clase de comestibles y bebidas?
- ¿Qué cosas le causan dificultad?

Dizziness

Do you have problems with your balance?

Do you have dizzy spells?

- How often do they occur?
- Are they associated with any activity?
- How long do they last?

When did you first notice the dizzy spells?

What relieves them?

What aggravates them?

Have they gotten worse since they first started?

Fainting

Have you ever fainted or blacked out, even if only for a few moments?

- When did this happen?
- Has it happened more than once?
- How long did the episode last?

Did anything happen before you fainted?

- What happened?

Do you have difficulty recalling blocks of time?

Headaches

Do you have headaches?
- When do they occur?
- How long do they last?

How often do you get headaches?

    Frequently?
    Rarely?

Mareo

¿Tiene Ud. problemas con el equilibrio?

¿Tiene Ud. momentos de vértigo?
- ¿Con qué frecuencia ocurren?
- ¿Están relacionados con alguna actividad?
- ¿Cuánto tiempo duran?

¿Cuándo notó Ud. estos vértigos por primera vez?

¿Qué es lo que los mitiga?

¿Qué es lo que los agrava?

¿Se han empeorado desde la primera vez que aparecieron?

Desmayo

¿Alguna vez se ha desmayado Ud. o perdido la conciencia momentáneamente, aunque sólo haya sido por unos cuantos momentos?
- ¿Cuándo ocurrió esto?
- ¿Le ha ocurrido a Ud. más de una vez?
- ¿Cuánto tiempo duró el incidente?

¿Le ocurrió algo a Ud. antes de que se desmayara?
- ¿Qué pasó?

¿Tiene Ud. dificultad en recordar espacios de tiempo?

Dolores de cabeza

¿Tiene Ud. dolores de cabeza?
- ¿Cuándo los tiene Ud.?
- ¿Cuánto tiempo duran?

¿Con qué frecuencia le dan dolores de cabeza?

    ¿Con frecuencia?
    ¿Raramente?

Do the headaches seem to follow a pattern?
- What kind of pattern?

When do you usually get a headache?
- Early morning?
- During the day?
- At night?
- Certain times of the month?
- With certain types of weather?

What kind of pain accompanies the headache?
- Sharp, stabbing?
- Dull ache?
- Throbbing?
- Pressure?
- Other?

Where do you feel the pain?
- Across your forehead?
- Behind your eyes?
- Along your temples?

- In the back of your head?

Do you have any other symptoms along with the headache?
- What are they?
  Nausea?
  Vomiting?
  Stiff neck?
  Blurred vision?
  Other?

What measures do you use to relieve the headaches?

Memory changes

Have you noticed a change in your ability to remember things?
- How would you describe this change?
  A loss of recent memory?

¿Siguen los dolors de cabeza una norma específica?
- ¿Qué clase de norma?

¿Por lo general a qué hora le dan los dolores de cabeza?
- ¿Temprano por la mañana?
- ¿Durante el día?
- ¿Por la noche?
- ¿En cierta parte del mes?
- ¿Con ciertos cambios del tiempo?

¿Qué tipo de dolor tiene Ud. con los dolores de cabeza?
- ¿Agudo o punzante?
- ¿Sordo?
- ¿Palpitante?
- ¿De presión?
- ¿Otro?

¿Dónde siente Ud. el dolor?
- ¿A lo largo de la frente?
- ¿Detrás de los ojos?
- ¿En la región lateral de la cabeza?
- ¿En la parte de atrás de la cabeza?

¿Tiene Ud. otros síntomas junto con los dolores de cabeza?
- ¿Cuáles son?
  ¿Nausea?
  ¿Vomito?
  ¿Tortícolis?
  ¿Visión borrada?
  ¿Otro?

¿Qué hace Ud. para mitigar el dolor de cabeza?

Cambios en la memoria

¿Ha notado Ud. algún cambio en su habilidad de recordar cosas?
- ¿Cómo describiría Ud. este cambio?
  ¿Perdida de memoria reciente?

A loss of past events?

¿Perdida de memoria de eventos en tiempos pasados?

Have you noticed any change in your mental alertness or ability to concentrate?
• What kind of change?

¿Ha notado Ud. algún cambio en su agudeza mental o en su habilidad de concentrar?
• ¿Qué tipo de cambio?

Do you have difficulty following conversations or television programs?

¿Tiene Ud. dificultad en seguir el hilo de una conversación o de un programa de la televisión?

Do you have difficulty concentrating on activities that you once enjoyed, such as reading or watching movies?

¿Tiene Ud. dificultad en concentrar en actividades que anteriormente gozaba, tal como leer o mirar programas en la televisión?

Muscle incoordination

Incoordinación muscular

How would you rate your muscle strength?

¿Cómo clasificaría Ud. su fortaleza muscular?

Have you recently noticed any change in strength?

¿Ha notado Ud. últimamente algún cambio en su fortaleza?

How would you rate your muscle coordination?

¿Cómo clasificaría Ud. su coordinación muscular?

Do you often drop things?

¿Se le caen a Ud. con frecuencia objetos de la mano?

• How often does this occur?

• ¿Con qué frecuencia ocurre esto?

• How recently have you noticed this?

• ¿Hace cuánto tiempo ha notado Ud. esto?

Do you have difficulty walking?
• What kind of difficulty?
  Loss of balance?
  Staggering gait?
  Shuffling gait?

  Weakness?
  Loss of sensation?
• Do you use any assistive devices?
  What do you use?

¿Tiene Ud. dificultad en andar?
• ¿Qué tipo de dificultad?
  ¿Perdida de equilibrio?
  ¿Andar tambaleante?
  ¿Arrastramiento de pies al caminar?
  ¿Debilidad?
  ¿Perdida de sensación?
• ¿Usa Ud. algún aparato de asistencia?
  ¿Qué usa Ud.?

Muscle spasms

Do you have tremors or muscle spasms in your hands, arms, or legs?
- When did you first notice it?

- Has it gotten worse or improved?

Do you have any of the following with the spasms:

- Numbness?
- Tingling?
- Feeling of cold?

What do you do to relieve it?

Numbness

Have you noticed any change in your ability to feel textures?

- What type of change?

Do you have any numbness, tingling, or other unusual sensations?
- When did you first notice them?
- Where are they located?
- What, if anything, relieves them?

Visual changes

How would you describe your eyesight?

Do you wear eyeglasses?
- Why do you need them?
  Near-sightedness?
  Far-sightedness?
  Other problem?

Do you have any of the following:
- Blurred vision?
- Double vision?

Espasmos musculares

¿Tiene Ud. tremores o espamos musculares en las manos, los brazos o las piernas?
- ¿Cuándo lo notó Ud. por primera vez?
- ¿Se ha empeorado o mejorado?

¿Tiene Ud. alguno de los siguientes síntomas junto con los espasmos:
- ¿Adormecimiento?
- ¿Hormigueo?
- ¿Sensación de frío?

¿Qué hace Ud. para mitigarlo?

Adormecimiento

¿Ha notado Ud. algún cambio en su habilidad de palpar texturas?
- ¿Qué tipo de cambio?

¿Siente Ud. adormecimiento, hormigeo u otras sensaciones raras?
- ¿Cuándo notó Ud. esto por primera vez?
- ¿Dónde las localiza Ud.?
- ¿Qué es lo que las mitiga, si es que hay algo que las mitigue?

Cambios en la vista

¿Cómo describiría Ud. su vista?

¿Usa Ud. lentes?
- ¿Por qué los necesita Ud.?
  ¿Miopía
  ¿Hiperopia?
  ¿Otro problema?

¿Tiene Ud. alguno de los siguientes:
- ¿Visión borrada?
- ¿Visión doble?

- Other visual disturbances, such as blind spots?

- ¿Otros disturbios visuales, tal como puntos ciegos de la retina?

MEDICAL HISTORY

Have you ever had a head injury?
- When?
- How would you describe what happened?
- Do you have any lasting effects?

    Have you ever been treated by a neurologist or neurosurgeon?

- Why?

¿Ha tenido Ud. alguna vez una herida en la cabeza?
- ¿Cuándo?
- ¿Cómo describiría Ud. lo que ocurrió?
- ¿Le quedan a Ud. efectos perdurables?

    ¿Ha estado Ud. alguna vez bajo el cuidado de un neurólogo o de un neurocirujano?

- ¿Por qué?

Have you ever had a seizure?
- When?
- Was this the first time that you had a seizure?

¿Alguna vez ha tenido Ud. un ataque epiléptico?
- ¿Cuándo?
- ¿Fue esa la primera vez que Ud. tuvo un ataque epiléptico?

When was your first seizure?
- What happened before the seizure?
- What happened to you during the seizure?
- How long did the seizure last?

- Are you able to remember anything about the seizure?

¿Cuándo fue su primer ataque epiléptico?
- ¿Qué pasó antes del ataque epiléptico?
- ¿Qué le pasó a Ud. durante el ataque epiléptico?
- ¿Cuánto tiempo duró el ataque epiléptico?
- ¿Recuerda Ud. algo que ocurrió durante el ataque epiléptico?

Have you ever had a stroke?
- When did it occur?
- What happened to you when you had the stroke?
- Was this the first time that you had a stroke?

¿Ha tenido Ud. alguna vez un ataque apopléjico?
- ¿Cuándo lo tuvo?
- ¿Qué le pasó a Ud. cuando tuvo el ataque apopléjico?
- ¿Fue ésta la primera vez que Ud. tuvo un ataque apopléjico?

When was your first stroke?
- What treatment did you receive for the stroke?

¿Cuándo ocurrió su primer ataque apopléjico?
- ¿Qué tratamiento recibió Ud. para el ataque apopléjico?

- Do you have any lasting effects from the stroke?

- ¿Tiene Ud. aún algún efecto perdurable del ataque apopléjico?

FAMILY HISTORY

Have any family members had a neurologic disease, such as a brain tumor, degenerative disease, or senility?
- Which relative?
- How was it treated?

Have any of your immediate family members (mother, father, or siblings) had any of the following:
- High blood pressure?
- Stroke?
- Diabetes mellitus?
- Heart disease?

Do you have a family history of any of the following:
- Epilepsy?
- Cerebral palsy?
- Down's syndrome?

¿Hay algún miembro de su familia que haya tenido una enfermedad neurológica, tal como, tumor cerebral, enfermedad degenerativa o senilidad?
- ¿Qué pariente?
- ¿Qué tratamiento se le dio?

¿Hay algún miembro de su familia inmediata (madre, padre o hermano) que haya tenido alguna de las siguientes:
- ¿Alta presión sanguínea?
- ¿Ataque apopléjico?
- ¿Diabetes melitus?
- ¿Enfermedad del corazón?

¿Tiene Ud. un historial familiar de alguna de las siguientes:
- ¿Epilepsia?
- ¿Parálisis cerebral?
- ¿Síndrome de Down?

HEALTH PATTERNS

Medications

Do you take any medications?
- Prescription?
- Over the counter?
- Other?

Which prescription drugs do you take routinely?
- How often do you take them?
  Once daily?
  Twice daily?
  Three times daily?
  Four times daily?
  More often?

Which over-the-counter medications do you take routinely?

Medicamentos

¿Toma Ud. medicamentos?
- ¿De receta?
- ¿Sin necesidad de receta?
- ¿Otro?

¿Qué medicamentos de receta toma Ud. por rutina?
- ¿Con qué frecuencia los toma?
  ¿Una vez al día?
  ¿Dos veces al día?
  ¿Tres veces al día?
  ¿Cuatro veces al día?
  ¿Con más frecuencia?

¿Qué medicamentos que no necesitan receta toma Ud. por rutina?

• How often do you take them?

    Once daily?
    Twice daily?
    Three times daily?
    Four times daily?
    More often?

Which medications do you take periodically?

Why do you take these medications?

What is the dosage for each medication?

How does each medication make you feel?

Are you allergic to any medications?
• Which medications?
• What happens when you have an allergic reaction?

Personal habits

Do you smoke or chew tobacco?
• What do you smoke?
    Cigarettes?
    Cigars?
    Pipe?
• How long have you smoked or chewed tobacco?
• How many cigarettes, cigars, or pipes of tobacco do you smoke each day?
• How much tobacco do you chew each day?
• Did you ever stop?

    How long did it last?

    What method did you use to stop?
    Do you remember why you started again?

• ¿Con qué frecuencia los toma Ud.?
    ¿Una vez al día?
    ¿Dos veces al día?
    ¿Tres veces al día?
    ¿Cuatro veces al día?
    ¿Con más frecuencia?

¿Qué medicamentos toma Ud. periódicamente?

¿Por qué toma estos medicamentos?

¿Cuál es la dosis para cada uno de estos medicamentos?

¿Cómo le hace sentirse a Ud. cada uno de estos medicamentos?

¿Es Ud. alérgico(a) a algunos de estos medicamentos?
• ¿A qué medicamentos?
• ¿Qué le pasa a Ud. cuando tiene una reacción alérgica?

Hábitos personales

¿Fuma Ud. o masca tabaco?
• ¿Qué fuma Ud.?
    ¿Cigarrillos?
    ¿Cigaros (puros)?
    ¿Pipa?
• ¿Hace cuánto tiempo que Ud. fuma o masca tabaco?
• ¿Cuántos cigarrillos, cigaros (puros) o pipas de tabaco fuma Ud. al día?
• ¿Cuánto tabaco masca Ud. al día?
• ¿Alguna vez dejó Ud. de fumar o mascar tabaco?

    ¿Cuánto tiempo duró sin fumar o mascar tabaco?

    ¿Qué método usó Ud. para dejar el hábito?
    ¿Recuerda Ud. por qué comenzó a fumar o mascar tabaco otra vez?

- If you do not use tobacco now, have you smoked or chewed tobacco in the past?

  What influenced you to stop?

Do you drink alcoholic beverages?
- What type?
  Beer?
  Wine?
  Hard liquor?
- How often do you drink?
- How many drinks?
  Spread over how much time?

- Si Ud. no usa tabaco actualmente, ¿ha fumado o mascado tabaco en tiempos pasados?

  ¿Qué influencia ejerció sobre Ud. para dejar el hábito?

¿Toma Ud. bebidas alcohólicas?

- ¿Qué clase de bebidas?
  ¿Cerveza?
  ¿Vino?
  ¿Aguardiente?
- ¿Con qué frecuencia bebe Ud.?
- ¿Cuántas bebidas?
  ¿Durante cuánto tiempo?

Activities

What do you do with your leisure time?

Do you enjoy reading or listening to music?

Do you need to rest during the day?

Does your strength fluctuate during the day?

Actividades

¿Qué hace Ud. con su tiempo libre?

¿Le gusta a Ud. leer o escuchar música?

¿Necesita Ud. descansar durante el día?

¿Fluctua su fuerza durante el curso del día?

Nutrition

Do you regularly eat foods from each of the five basic food groups — breads and cereals, vegetables, fruits, meats, and dairy products?

Nutrición

¿Por regularidad come Ud. comestibles de cada uno de los cinco básicos grupos — pan y cereal, vegetales, frutas, carnes y productos de leche?

Sexual patterns

Have you noticed any change in your sexuality?
- What type of change?

Have you noticed a change in your libido?
- Has it increased or decreased?

Normas sexuales

¿Ha notado Ud. algún cambio en su sexualidad?
- ¿Qué tipo de cambio?

¿Ha notado Ud. algún cambio en su libido?
- ¿Ha aumentado o disminuido?

Environment

Are you exposed to any toxins or chemicals in your home or on the job, such as:

- Insecticides?
- Petroleum distillates?
- Lead?

Medio ambiente

¿Está Ud. expuesto a algunos tóxicos o productos químicos en su casa o en su trabajo, tal como:

- ¿Insecticidas?
- ¿Destilatos de petróleo?
- ¿Plomo?

PSYCHOSOCIAL CONSIDERATIONS

Coping skills

How would you describe an emotionally stressful situation?

How would you handle such a situation?

Habilidad de darse abasto

¿Cómo describiría Ud. una situación llena de tensión emocional?

¿Cómo trataría Ud. tal situación?

Roles

How has your disability affected you?

Has it made you feel differently about yourself?

Can you do the things for yourself that you would like to do?

How has your illness or disability affected members of your family emotionally?

Autoimagen

¿Cómo le ha afectado a Ud. su incapacidad?

¿Le ha hecho sentirse diferente de sí mismo(a)?

¿Puede Ud. darse abasto para hacer por sí solo(a)lo que Ud. quisiera?

¿Cómo les ha afectado emocionalmente a los miembros de su familia la enfermedad o incapacidad de Ud.?

Responsibilities

On the job, do you perform any strenuous or repetitive activities?
- What type of activities?

Do you sit, stand, or walk while performing your job?

Can you fulfill your usual family responsibilities?

Responsabilidades

¿En su trabajo, realiza Ud. actividades tienen algo de tensión o son reiterativas?
- ¿Qué tipo de actividades?

¿Se sienta, se para o anda Ud. mientras desempeña su trabajo?

¿Puede Ud. darse abasto con las responsabilidades normales de su familia?

- If not, who has assumed them?

How has your illness or disability affected members of your family financially?

- Si Ud. no puede con ellas, ¿entonce quién las ha asumido?

¿Económicamente, cómo les ha afectado su enfermedad o incapacidad a los miembros de su familia?

DEVELOPMENTAL CONSIDERATIONS

For the pediatric client

Para el (la) cliente pediátrico(a)

Were any of the following present during the pregnancy:

- Exposure to X-rays?
- Maternal illness or injury?

- Exposure to viruses, such as toxoplasmosis, rubella, cytomegalovirus, or herpes simplex?
- Poor nutrition?
- Surgery?
- Alcohol or drug use?

- Cigarette smoking?

¿Ocurrió alguna de las siguientes situaciones durante el embarazo:

- ¿Exposición a rayos-X?
- ¿Enfermedad de la madre o lesión a ella?

- ¿Exposición a viruses, tal como toxoplasmosis, rubéola, citomegalovirus o herpessimple?
- ¿Nutrición inadecuada?
- ¿Cirugía?
- ¿Consumo de alcohol o drogas?
- ¿Fumar cigarrillos?

Do you have any family history of genetic or familial disorders, such as epilepsy, cerebral palsy, or Down's syndrome?

¿Tiene Ud. un historial familiar médico de desordenes genéticos o familiares, tal como epilepsia, parálisis cerebral o síndrome de Down?

Was the infant full-term or born prematurely?

¿Nació el (la) infante a su tiempo normal o fue prematuro?

- How early was the infant born?

- ¿Qué prematuro fue el nacimiento del (de la) infante?

Were labor and delivery difficult?

¿Fue difícil el labor del parto?

Were medications used during the delivery?

¿Se le dieron medicamentos durante el parto?

How did the infant look right after the delivery?

¿Qué semblante tenía el (la) infante inmediatamente después del parto?

During the first month after birth, did the infant have any problems with sucking or swallowing, or any medical problems, such as high bilirubin levels or a positive test for phenylketonuria?

¿Al mes de haber nacido, tuvo el (la) infante algún problema con mamar o tragar o algún problema médico, tal como alto nivel de bilirrubina o un análisis positivo de fenilcetonuria?

Has the child received all recommended immunizations?

¿Ha tenido la criatura todas las inmunizaciones que se le han recomendado?

Has the child been exposed to measles, chicken pox, or mumps recently?

¿Ha estado la criatura expuesta recientemente al sarampión, la varicela o parotiditis?

Has the child had any illnesses or injuries?
- Which ones?
- Did the child receive any medications to treat the illness or injury?

¿Ha tenido la criatura alguna enfermedad o lesiones?
- ¿Cuáles?
- ¿Se le dio a la criatura algún medicamento para tratar la enfermedad o la lesión?

Has the child reached developmental milestones, such as sitting up or walking, at the expected age?

¿Ha alcanzado la criatura hitos en el desarrollo, tal como el sentarse o andar a la edad esperada?

Has the child lost any functions that were previously mastered?

¿Ha perdido la criatura algún funcionamiento que previamente había dominado?

Is the child in school?
- How is the child's progress in school?

¿El (la) niño(a) asiste al colegio?
- ¿Cómo va el progreso del (de la) niño(a) en el colegio?

Does the child have any favorite activities, such as roller skating, bicycling, or jumping rope?

¿Tiene actividades favoritas el (la) niño(a), tal como patinar, andar en bicicleta o brincar la reata?

Has the child had any broken bones or head injuries?

¿Se le ha quebrado algún hueso al niño (a la niña) o ha tenido heridas a la cabeza?

- How would you describe them?

- ¿Cómo las describiría Ud.?

For the elderly client

Para el (la) cliente anciano(a)

Are you less agile than you used to be?

¿Es Ud. menos agil de lo que lo era antes?

Do you trip or fall more frequently?

¿Se tropieza o se cae Ud. con más frecuencia?

How would you describe your walking pattern?
- Has it changed?
- Have you developed tremors?

Have you noticed any change in your memory or thinking abilities, vision, hearing, or sense of smell or taste?

¿Cómo describiría Ud. su norma de andar?
- ¿Ha cambiado?
- ¿Se le han desarrollado tumores?

¿Ha notado Ud. algún cambio de memoria o de habilidad de pensar, en la visión, el oído o el sentido de oler o de saborear?

CHAPTER 15

MUSCULOSKELETAL SYSTEM

CURRENT HEALTH PROBLEMS

Impaired movement

When did you first notice your movement was impaired?

Do you have a problem with any of the following:
- Raising your arm?
- Turning your head?
- Kneeling?
- Bending over?
- Other?

Do you think your motion is limited by pain or something else?
- What else do you think might be causing this problem?

Does anything improve your movement?
- What?

Have you noticed any other symptoms, such as fever, rash, numbness, tingling, or swelling?

Pain

Are you having any pain?
- Where is the pain?
- Can you point to the area where you feel pain?

Did the pain start recently?

- How long have you had the pain?

How would you describe the pain?

Deterioro de movimiento

¿Cuándo notó Ud. por primera vez el deterioro de movimiento?

¿Tiene Ud. algún problema con uno de los siguientes:
- ¿Levantar el brazo?
- ¿Voltear la cabeza?
- ¿Arrodillarse?
- ¿Agacharse?
- ¿Otro?

¿Piensa Ud. que su movimiento se lo limita el dolor u otra cosa?
- ¿Qué otra cosa piensa Ud. que podría ser la causa de este problema?

¿Hay algo que mejora el movimieno?
- ¿Qué?

¿Ha notado Ud. algún otro síntoma, tal como fiebre, erupción, adormecimiento, hormigueo o hinchazón?

Dolor

¿Tiene Ud. dolor actualmente?
- ¿Dónde le duele a Ud.?
- ¿Me puede indicar donde siente Ud. el dolor?

¿Comenzó este dolor últimamente?
- ¿Hace cuánto tiempo que Ud. tiene este dolor?

¿Cómo describiría Ud. el dolor?

- Constant?
- Intermittent?

Does the pain occur at any specific time?
- When?
  Early morning?
  During the day?
  After activities?

  At night?
  While you are sleeping?

How would you describe the pain?
- Dull ache?
- Burning sensation?
- Sharp and stabbing, like a knife?
- Throbbing?
- Pressure?

When you have this pain, do you also have pain in any other location?
- Where?
- Is the pain in this area the same kind of pain?

When did this pain begin?
- What were you doing at the time it began?

What activities seem to decrease or eliminate the pain?

What activities seem to increase the pain?

Do you have any other unusual sensations with the pain?

- What are they?
  Tingling?
  Burning?
  Prickling?

Stiffness

When did the stiffness begin?

How would you describe the stiffness?

- ¿Constante?
- ¿Intermitente?

¿Le viene a Ud. el dolor a una hora específica?
- ¿Cuándo?
  ¿Temprano por la mañana?
  ¿Durante el curso del día?
  ¿Después de hacer actividades?

  ¿Por la noche?
  ¿Mientras Ud. duerme?

¿Cómo describiría Ud. el dolor?

- ¿Dolor amortiguado?
- ¿Sensacióm ardiente?
- ¿Agudo y apuñalado, como cuchillada?
- ¿Pulsativo?
- ¿Presión?

¿Cuándo Ud. tiene este dolor, tiene al mismo tiempo dolor en otro lugar?
- ¿Dónde?
- ¿Es el dolor de esta región del mismo tipo que el otro?

¿Cuándo comenzó este dolor?
- ¿Qué hacía Ud. al momento que le empezó el dolor?

¿Qué actividades parece aminorar o eliminar el dolor?

¿Qué actividades le aumentan el dolor?

¿Tiene Ud. otras sensaciones anormales al mismo tiempo que tiene el dolor?

- ¿Cuáles son?
  ¿Hormigeo?
  ¿Ardiente?
  ¿Picazón?

Rigidez

¿Cuándo empezó la rigidez?

¿Cómo describiría Ud. la rigidez?

- Constant?
- Intermittent?

Does the stiffness occur at any specific time?
- When?
  Early morning?
  During the day?
  After activities?

  At night?
  While you are sleeping?

Has the stiffness increased since it began?

Do you have pain with the stiffness?
- What is the pain like?
  Dull ache?
  Burning sensation?
  Sharp and stabbing, like a knife?
  Throbbing?
  Pressure?

Do you sometimes hear a grating sound or feel a grating sensation as if your bones were scraping together?

What methods have you tried to reduce the stiffness?

Swelling

When did you first notice swelling?

Did you injure this area?

Is the area tender?

Does the overlying skin ever look red or feel hot?

What have you tried to reduce the swelling?
- Have you tried applying heat?

- ¿Constante?
- ¿Intermitente?

¿Le aparece a Ud. la rigidez a una hora en particular?
- ¿Cuándo?
  ¿Por la mañana temprano?
  ¿Durante el curso del día?
  ¿Después de hacer actividades?
  ¿Por la noche?
  ¿Mientras Ud. duerme?

¿Ha aumentado la rigidez desde que empezó?

¿Tiene Ud. dolor junto con la rigidez?
- ¿Cómo es el dolor?
  ¿Dolor amortiguado?
  ¿Sensación ardiente?
  ¿Agudo y apuñalado, como cuchillada?
  ¿Pulsativo?
  ¿Presión?

¿Qué hay veces que Ud. oye un sonido chirriante o siente Ud. una sensación rechinante como si los huesos estuviesen raspándose uno contra el otro?

¿Qué remedios ha intentado Ud. para aminorar la rigidez?

Hinchazón

¿Cuándo notó Ud. la hinchazón por primera vez?

¿Se lastimó Ud. esta región?

¿Está adolorida esta región?

¿A veces aparece estar la piel de por encima roja y se siente caliente?

¿Qué remedio ha intentado Ud. para reducir la hinchazón?
- ¿Ha tratado Ud. de aplicarle calor?

- Have you tried applying ice?

• ¿Ha tratado Ud. de aplicarle hielo?

Weakness

Debilidad

How would you describe the weakness?

¿Cómo describiría Ud. la debilidad?

When did you first notice the weakness?

¿Cuándo notó Ud. la debilidad por primera vez?

Did the weakness begin in the same muscles where you now notice it?

¿Comenzó la debilidad en los mismos músculos en los que ahora la tienen?

MEDICAL HISTORY

Have you ever injured any of the following:
- Bone?
- Muscle?
- Ligament?
- Cartilage?
- Joint?
- Tendon?
  What was the injury?
  How did it occur?
  When did it occur?
  How was it treated?
  Have you had any lasting effects?

¿Se ha Ud. lastimado alguna vez alguno de los siguientes:
- ¿Hueso?
- ¿Músculo?
- ¿Ligamento?
- ¿Cartílago?
- ¿Articulación?
- ¿Tendón?
  ¿Cómo fue la herida?
  ¿Cómo ocurrió la herida?
  ¿Cuándo ocurrió la herida?
  ¿Qué tratamiento se le dio?
  ¿Ha tenido Ud. algunos efectos perdurables?

Have you had surgery or other treatment involving bone, muscle, joint, ligament, tendon, or cartilage?
- What was the outcome?

¿Ha tenido Ud. cirugía u otro tratamiento del hueso, músculo, ligamento, tendón, cartílago o de la articulación?
- ¿Cuál fue el resultado?

Have you had X-rays of your bones?
- What was X-rayed?

- When was it X-rayed?

- What were the results?

¿Se le han tomado rayos-X de los huesos?
- ¿De qué se tomaron los rayos-X?
- ¿Cuándo se tomaron los rayos-X?
- ¿Cuáles fueron los resultados?

Have you had blood or urine tests because of a muscle or bone problem?

- When?

¿Se le han hecho análisis de la sangre o de la orina a causa de un problema con el músculo o el hueso?
- ¿Cuándo?

- What were the results of these tests?

Have you had joint fluid removed or a biopsy performed?

- When?
- What were the results?

What immunizations have you had?

- When did you have them?

- ¿Cuáles fueron los resultados de estos análisis?

¿Se le ha extraído liquido de las articulaciones o se le ha hecho una biopsia?

- ¿Cuándo?
- ¿Cuáles fueron los resultados?

¿Qué inmunizaciones ha tenido Ud.?

- ¿Cuándo las tuvo Ud.?

FAMILY HISTORY

Has anyone in your family had any of the following:

- Osteoporosis?
- Gout?
- Arthritis?
- Tuberculosis?
  When?
  How was it treated?

¿Hay algún miembro de su familia que haya tenido alguna de las siguientes:

- ¿Osteoporosis?
- ¿Gota?
- ¿Artiritis?
- ¿Tuberculosis?
  ¿Cuándo?
  ¿Qué tratamiento se le dio?

HEALTH PATTERNS

Medications

Do you take any medications?

- Prescription?
- Over the counter?
- Other?

Which prescription medications do you take routinely?

- How often do you take them?
  Once daily?
  Twice daily?
  Three times daily?
  Four times daily?
  More often?

Which over-the-counter medications do you take routinely?

- How often do you take them?

  Once daily?

Medicamentos

¿Toma Ud. algunos medicamentos?

- ¿De receta?
- ¿Sin necesidad de receta?
- ¿Otro?

¿Qué medicamentos de receta toma Ud. por rutina?

- ¿Con qué frecuencia los toma?
  ¿Una vez al día?
  ¿Dos veces al día?
  ¿Tres veces al día?
  ¿Cuatro veces al día?
  ¿Con más frecuencia?

¿Qué medicamentos que no necesitan receta toma Ud. por rutina?

- ¿Con qué frecuencia los toma Ud.?
  ¿Una vez al día?

Twice daily?
Three times daily?
Four times daily?
More often?

¿Dos veces al día?
¿Tres veces al día?
¿Cuatro veces al día?
¿Con más frecuencia?

Which medications do you take periodically?

¿Qué medicamentos toma Ud. periódicamente?

Why do you take these medications?

¿Por qué toma Ud. estos medicamentos?

What is the dosage for each medication?

¿Cuál es la dosis que Ud. toma de cada uno de estos medicamentos?

How does each drug make you feel?

¿Cómo le hace sentirse a Ud. cada uno de estos medicamentos?

Are you allergic to any medications?
- Which medications?
- What happens when you have an allergic reaction?

¿Es Ud. alérgico(a) a algunos medicamentos?
- ¿Qué medicamentos?
- ¿Qué le pasa a Ud. cuando tiene una reacción alérgica?

Personal habits

Hábitos personales?

Do you smoke or chew tobacco?
- What do you smoke?
  Cigarettes?
  Cigars?
  Pipe?
- How long have you smoked or chewed tobacco?
- How many cigarettes, cigars, or pipes of tobacco do you smoke each day?
- How much tobacco do you chew each day?
- Did you ever stop?

  How long did it last?

  What method did you use to stop?
  Do you remember why you started again?

¿Fuma Ud. o masca tabaco?
- ¿Qué fuma Ud.?
  ¿Cigarrillos?
  ¿Cigaros (puros)?
  ¿Pipa?
- ¿Hace cuánto tiempo que Ud. fuma o masca tabaco?
- ¿Cuántos cigarrillos, cigaros (puros) o pipas de tabaco fuma Ud. al día?
- ¿Cuánto tabaco masca Ud. al día?
- ¿Dejó Ud. de fumar o mascar tabaco alguna vez?

  ¿Cuánto tiempo duró sin mascar o fumar tabaco?

  ¿Qué método usó Ud. para dejar el hábito?
  ¿Recuerda Ud. por qué comenzó a usar tabaco otra vez?

• If you do not use tobacco now, have you smoked or chewed tobacco in the past?

What influenced you to stop?

• Si Ud. no usa tabaco actualmente, ¿ha fumado o mascado tabaco en tiempos pasados?

¿Qué influencia ejerció sobre Ud. para dejar el hábito?

Do you drink alcoholic beverages?
• What type?
Beer?
Wine?
Hard liquor?
• How often do you drink?

• How many drinks?
Spread over how much time?

¿Toma Ud. bebidas alcohólicas?
• ¿Qué tipo?
¿Cerveza?
¿Vino?
¿Aguardiente?
• ¿Con qué frecuencia bebe Ud.?
• ¿Cuántas bebidas toma Ud.?
¿Durante cuánto tiempo?

Are you having any problems with urinating or defecating?
• What type of problem?

¿Tiene Ud. algún problema con orinar o defecar?
• ¿Qué tipo de problema?

Do you have problems with personal hygiene because of limited mobility?
• What kind of problems?
• How do you accomplish your hygiene routine?

¿Tiene Ud. problemas con la higiene personal a causa de una limitación de mobilidad?
• ¿Qué clase de problemas?
• ¿Cómo realiza Ud. la rutina de su higiene personal?

Are you having any problems writing?

¿Tiene Ud. actualmente problemas con escribir?

Sleep patterns

Normas de dormir

Does your current problem prevent you from falling asleep?

¿El problema que Ud. tiene actualmente le impide dormirse?

Does the problem wake you during the night?
• How often does this occur?

¿Le despierta a Ud. el problema durante la noche?
• ¿Con qué frecuencia ocurre esto?

Activities

Actividades

Do you follow an exercise schedule?
• What type of exercise do you do?
• How often do you exercise?

¿Sigue Ud. un horario para hacer ejercicio?
• ¿Qué tipo de ejercicio hace Ud.?
• ¿Con qué frecuencia hace Ud. ejercicio?

How has your current problem affected your usual exercise routine?

¿Cómo le ha afectado el problema que Ud. tiene actualmente en la rutina de hacer su ejercicio usual?

Have any of your usual activities, such as dressing, grooming, climbing stairs, or rising from a chair, become difficult or impossible?

¿Se han vuelto difíciles o imposibles algunas de sus actividades usuales, tal como vestirse, peinarse, subir escaleras o levantarse de una silla?

Are you now using or do you think you would be helped by a cane, walker, or brace?

¿Usa Ud. actualmente o piensa Ud. que le ayudaría usar un bastón, un artificio en que se apoye al andar o una abrazadera?

Nutrition

Nutrición

How much coffee, tea, or other caffeine-containing beverages do you drink each day?

¿Cuánto café, té u otras bebidas que continen cafeína toma Ud. al día?

What is your typical diet over 24 hours?

¿Cuál es su dieta típica en el curso de 24 horas?

Do you supplement your diet with vitamins, calcium, protein, or other products?
- Which ones?
- In what amounts?

¿Suplementa Ud. su dieta con vitaminas, calcio, proteína u otros productos?
- ¿Cuáles?
- ¿En qué cantidades?

What is your current weight?
- Is this your normal weight?
- Have you recently gained or lost any weight?
  How much?

¿Cuál es su peso actual?
- ¿Es éste su peso normal?
- ¿Ha aumentado Ud. o perdido peso últimamente?
  ¿Cuánto?

Does your current problem affect your ability to cook and eat?

¿Se ha afecta su abilidad de cocinar y comer con su problema actual?

Do you have difficulty opening cans or cutting meat?

¿Tiene Ud. dificultad en abrir latas o cortar carne?

Sexual patterns

Normas sexuales

What effect does this problem have on your sexual relations?

¿Qué efecto tiene este problema en sus relaciones sexuales?

Environment

Medio ambiente

Do weather changes seem to affect the problem in any way?

¿Se afecta su problema de alguna manera con lo cambios del tiempo?

- How?

Does the problem increase in cold or damp weather?

- ¿Cómo?

¿Aumenta su problema con el tiempo de humedad o frío?

PSYCHOSOCIAL CONSIDERATIONS

Coping skills

Do you feel any stress because of your current problem?

Habilidad de darse abasto

¿Siente Ud. algo de tensión a causa de un problema actual?

Roles

How do you feel about yourself?

Has this problem adversely affected your hobbies, leisure pursuits, and social life?

- How?

What adjustments have you made?

Autoimagen

¿Cómo se siente Ud. de sí mismo(a)?

¿Ha tenido un efecto adverso este problema en sus pasatiempos favoritos, horas de ocio y vida social?
- ¿Cómo?

¿Qué ajustes ha tenido Ud. que hacer?

Responsibilities

What is your occupation?

Has your problem interfered with your ability to work?

Responsabilidades

¿Cuál es su profesión o trabajo?

¿Ha interferido su problema con su habilidad de trabajar?

DEVELOPMENTAL CONSIDERATIONS

For the pediatric client

Was labor and delivery difficult?

At what age did the child first do the following:
- Hold up his or her head?
- Sit?
- Crawl?
- Walk?

Have you noticed any lack of co-ordination?

Can the child move about normally?

Para el (la) cliente pediátrico(a)

¿Fue difícil el labor del parto?

¿A qué edad realizo la criatura los siguientes:
- ¿Sostener la cabeza levantada?
- ¿Sentarse?
- ¿Gatear?
- ¿Andar?

¿Ha notado Ud. alguna falta de coordinación?

¿Puede la criatura moverse de acá para allá normalmente?

Would you describe the child's strength as normal for his or her age?

¿Diría Ud. que la fortaleza de la criatura es normal para su edad?

Has the child ever broken a bone?
- Which one?
- When?
- Did any complications occur during the healing?

¿Se le ha quebrado a la criatura alguna vez un hueso?
- ¿Cuál de ellos?
- ¿Cuándo?
- ¿Se le desarrollaron complicaciones mientras sanaba?

For the adolescent client

At what age did you begin menstruating?

Para la cliente adolescente

¿A qué edad te comenzó la menstruación?

For the pregnant client

Are you having back pains or spasms?
- How often do they occur?

- What measures relieve them?

Do you have any of the following:
- Weakness?
- Pain?
- Tingling in one or both hands?
    How often does it occur?

Para la cliente embarazada

¿Tiene Ud. dolores de espalda o espasmos?
- ¿Con qué frecuencia los tiene Ud.?
- ¿Qué medidas toma Ud. para mitigarlos?

¿Tiene Ud. algunas de las siguientes:
- ¿Debilidad?
- ¿Dolor?
- ¿Hormigeo en una o las dos manos?
    ¿Con qué frecuencia ocurre esto?

For the elderly client

Have you broken any bones recently?
- Which bone?
- How did you break it?

Have you noticed any change in agility, speed of movement, or endurance?
- What kind of change?

Do you exercise regularly?

- If not, why not?

- What type of exercise do you do?

Para el (la) cliente anciano(a)

¿Se ha Ud. quebrado algún gueso recientemente?
- ¿Qué hueso?
- ¿Cómo se lo quebró?

¿Ha notado Ud. algún cambio en su agilidad, en la rapidez de movimiento o de resistencia?
- ¿Qué clase de cambio?

¿Hace Ud. ejercicio con regularidad?
- ¿Si no lo hace Ud., por qué no lo hace?
- ¿Qué tipo de ejercicio hace Ud.?

Have you undergone menopause?
- How old were you when it occurred?
- Are you taking estrogen?

¿Ha pasado Ud. por la menopausia?
- ¿Qué edad tenía Ud. cuando pasó la menopausia?
- ¿Toma Ud. estrógeno actualmente?

CHAPTER 16

IMMUNE SYSTEM AND BLOOD

CURRENT HEALTH PROBLEMS

Bleeding

Have you noticed any unusual bleeding?
- When did it start?
- How long have you had this?

Where is the bleeding?
- Nose?
- Mouth?
- Gums?
- Cuts or lacerations?
- Other?

Have you noticed bruises that you don't remember getting?

Have you ever bled for a long time from a cut?
- When did this happen?
- How did you stop the bleeding?

Have you vomited recently?
- What color was it?
  Bright red?
  Brown?
  Black?
  Other?

Have you noticed any blood in your stools?
- What color were they?
  Bright red?
  Blood streaked?
  Dark colored?
  Other?

Sangría

¿Ha notado Ud. alguna sangría anormal?
- ¿Cuándo le comenzó a Ud.?
- ¿Hace cuánto tiempo que la tiene?

¿Dónde se encuentra?
- ¿En la nariz?
- ¿En la boca?
- ¿En las encías?
- ¿En cortadas o laceraciones?
- ¿Otro?

¿Tiene Ud. contusiones de las que no se acuerda haber recibido?

¿Ha sangrado Ud. por mucho tiempo a causa de una cortada?
- ¿Cuándo ocurrió esto?
- ¿Cómo paró Ud. el flujo de sangre?

¿Ha vomitado Ud. últimamente?
- ¿De que color fue?
  ¿Rojo vivo?
  ¿Pardo?
  ¿Negro?
  ¿Otro?

¿Ha notado Ud. sangre en su defecación?
- ¿De que color fue?
  ¿Rojo vivo?
  ¿Con venas de sangre?
  ¿De color obscuro?
  ¿Otro?

Have you had any black, tarry stools?
- If so, do you experience any discomfort when defecating?

Have you noticed any change in the color of your urine?
- What color was it?
  Pink?
  Bright red?
  Other?
- Was the urine cloudy or clear?

¿Ha tenido Ud. defecación negra, alquitranada?
- ¿Si así fue, sintió Ud. alguna molestia al defecar?

¿Ha notado Ud. algún cambio en el color de la orina?
- ¿De qué color fue?
  ¿Color rosado?
  ¿Rojo vido?
  ¿Otro?
- ¿Era la orina turbia o clara?

Fatigue

Do you ever feel tired?

- When?

Are you tired all the time or only after exertion?

Do you need frequent naps?

- How often do you nap?

- For how long?

Do you sleep an unusually long time at night?

Fatiga

¿Se siente Ud. cansado alguna vez?
- ¿Cuándo?

¿Está Ud. cansado todo el tiempo o sólo después de hacer ejercicio?

¿Duerme Ud. la siesta con frecuencia?
- ¿Con qué frecuencia duerme Ud. la siesta?
- ¿Por cuánto tiempo?

¿Duerme Ud. por muchisimo tiempo en la noche?

Fever

Have you had a fever recently?

- How high was it?

How would you describe the fever?
- Constant?
- Intermittent?

Did it follow any particular pattern?
- What type of pattern?
  Recur every few days?
  Rises and falls within a day?

  Other?

Fiebre

¿Ha tenido Ud. fiebre últimamente?
- ¿A cuánto le subió la fiebre?

¿Cómo describiría Ud. la fiebre?

- ¿Constante?
- ¿Intermitente?

¿Siguió una norma en particular?
- ¿Qué tipo de norma?
  ¿Le volvió a los pocos días?
  ¿Sube y baja dentro del mismo dia?
  ¿Otro?

Joint pain

Do you ever have joint pain?

- Which joints are affected?

- How often does it occur?

- How long does it last?
- What aggravates the pain?

- What relieves the pain?

Do swelling, redness, or warmth accompany the pain?

Do your bones ache?

Dolor de las articulaciones

¿Tiene Ud. alguna vez dolor en las articulaciones?
- ¿Qué articulaciones se le afectan?
- ¿Con qué frecuencia ocurre esto?
- ¿Cuánto tiempo dura?
- ¿Qué es lo que agrava el dolor?
- ¿Qué es lo que mitiga el dolor?

¿Va el dolor acompañado de hinchazón, rojez o calor?

¿Le duelen a Ud. los huesos?

Sensory changes

Have you developed any vision problems recently?

- What kind of changes?
    Double vision?
    Increased sensitivity to light?

    Other?
- When did you first notice them?
- How long have you had them?

Has your hearing changed recently?
- How?
- When did you first notice the change?
- How long have you experienced the change?

Cambios sensorios

¿Se le han desarrollado a Ud. problemas de la visión últimamente?
- ¿Qué clase de cambios?
    ¿Visión doble?
    ¿Aumento de sensitividad a la luz?
    ¿Otro?
- ¿Cuándo los notó Ud. por primera vez?
- ¿Hace cuánto tiempo que los tiene?

¿Ha cambiado su oído últimamente?
- ¿Como?
- ¿Cuándo notó Ud. el cambio por primera vez?
- ¿Por cuánto tiempo ha sentido el cambio?

Skin changes

Have you noticed any of the following changes in your skin:
- Texture?
- Color?
- Other?

Have you noticed any sores that heal slowly?

Cambios de la piel

¿Ha notado Ud. algunos de los siguientes cambios de su piel:
- ¿Textura?
- ¿Color?
- ¿Otro?

¿Ha notado Ud. algunas llagas que sanan lentamente?

- Where are the sores?
- When did they develop?
- What measures have you used to help them heal?

Have you noticed any rash or skin discolorations?

- Where?
- How long have you had it?

- ¿Dónde tiene Ud. las llagas?
- ¿Cuándo se le desarrollaron?
- ¿Qué medidas ha tomado Ud. para aliviarlas?

¿Ha notado Ud. alguna erupción o descoloramiento de la piel?

- ¿Dónde?
- ¿Hace cuánto tiempo que lo tiene?

Swelling

Have you noticed any swelling in any of the following areas:

- Neck?
- Armpits?
- Groin?

Are the swollen areas sore, hard, or red?

Do they appear on one or both sides?

How long have you had the swelling?

- When did you first notice the swelling?

Hinchazón

¿Ha notado Ud. algo de hinchazón en alguna de las siguientes áreas:

- ¿El cuello?
- ¿Las axilas?
- ¿La ingle?

¿Están las áreas hinchadas, adoloridas, duras o rojas?

¿Le han aparecido de un lado o de los dos?

¿Hace cuánto tiempo que Ud. tiene la hinchazón?

- ¿Cuándo notó Ud. la hinchazón por primera vez?

Weakness

Do you ever feel weak?
- When?

Are you weak all the time or only at certain times?

Does weakness ever interfere with your ability to perform your usual daily tasks, such as cooking or driving a car?

Debilidad

¿Se siente Ud. débil a veces?
- ¿Cuándo?

¿Está Ud. débil todo el tiempo o sólo en ciertas ocasiones?

¿Interfiere la debilidad con su habilidad de hacer sus quehaceres cotideanos, tal como cocinar o conducir el automóvil?

MEDICAL HISTORY

Have you had any difficulty walking, or do you experience a pins-and-needles sensation?
- When did it start?
- How long have you had this?

¿Ha tenido Ud. dificultad en andar, o ha sentido un hormigueo?

- ¿Cuándo empezó esto?
- ¿Hace cuánto tiempo que ha tenido esto?

Have you recently developed wheezing, runny nose, or difficulty breathing?

- When did it start?

¿Se le ha desarrollado últimamente una respiración jadeante, moqueo o dificultad en respirar?

- ¿Cuándo empezó?

Do you ever have heart palpitations?

- When?
- What aggravates them?
- What relieves them?

¿Tiene Ud. alguna vez palpitaciones del corazón?

- ¿Cuándo?
- ¿Qué es lo que las agrava?
- ¿Qué es lo que las mitiga?

Are you bothered by a persistent or recurrent cough or cold?

- Do you cough up sputum?
  How much?
  What color is the sputum?

¿Le molesta a Ud. un catarro o una tos persistente o recurrente?

- ¿Escupe Ud. esputo al toser?
  ¿Cuánto?
  ¿De qué color es el esputo?

Do you feel chest pain when you cough, breathe deeply, or laugh?

¿Siente Ud. dolor de pecho, cuando tose, respira profundamente o se ríe?

Has your appetite changed recently?

¿Ha cambiado su apetito últimamente?

Do you experience nausea, flatulence, or diarrhea?

¿Tiene Ud. nausea, flatulencia o diarrea?

Did you have sore throats frequently in the past?

¿Tenía Ud. frecuentes dolores de garganta en tiempos pasados?

Do you recall being seriously ill as a child or having a long illness requiring frequent visits to a physician?

¿Recuerda Ud. si de niño(a) estuvo enfermo(a) de gravedad o de haber tenido una enfermedad prolongada que requería frecuentes visitas al médico?

Do you have any allergies?

- What causes them?
- Which symptoms are most bothersome?

¿Tiene Ud. alergias?

- ¿Qué es lo que las provoca?
- ¿Qué síntomas le molestan a Ud. más?

Have you ever had asthma?

¿Ha tenido Ud. asma alguna vez?

Do you have an autoimmune disease, such as acquired immunodeficiency syndrome (AIDS)?

- Have you tested positive for human immunodeficiency virus (HIV)?

¿Sufre Ud. de alguna enfermedad autoinmune, tal como síndrome de inmunodeficiencia adquirida?

- ¿Ha tenido Ud. un análisis positivo de un virus de inmunodeficiencia humana?

Have you had any other disorders or health problems?
- What?

¿Ha tenido Ud. otros trastornos o problemas con la salud?
- ¿Cuáles?

Have you ever had surgery?

¿Ha tenido Ud. cirugía alguna vez?
- ¿Qué tipo?
- ¿Cuándo?
- ¿Qué tratamiento complementario se le dio a Ud.?

- What kind?
- When?
- What follow-up care did you receive?

Have you had an organ transplant?
- When?
- What kind of transplant?
- What follow-up care did you receive?

¿Ha tenido Ud. transplante de algún órgano?
- ¿Cuándo?
- ¿Qué tipo de transplante?
- ¿Qué tratamiento complementario se le dio a Ud.?

Have you ever had a blood transfusion?
- When?
- Why?
- How many units did you receive?

¿Ha tenido Ud. alguna vez una transfusión de sangre?
- ¿Cuándo?
- ¿Por qué?
- ¿Cuántas unidades se le dieron?

Have you ever been rejected as a blood donor?
- Why?

¿Le han rechazado a Ud. alguna vez como donante de sangre?
- ¿Por qué?

Have you ever been in military service?
- When?
- Where did you serve?

¿Ha servido Ud. alguna vez en el ejercito militar?
- ¿Cuándo?
- ¿Dónde hizo Ud. el servicio militar?

FAMILY HISTORY

How would you describe the health of your blood relatives?

¿Cómo describiría Ud. la salud de sus parientes consanguí — neos(as)?

How old are your living relatives?

¿Qué edad tienen sus parientes que aún viven?

How old were those who died?

¿De qué edad murieon los otros?

What caused their deaths?

¿Qué fue lo que causó su muerte?

Do or did any of them have immune, blood, or other problems?

¿Tienen o tuvieron algunos de ellos problemas de inmunidad, de la sangre u otros?

HEALTH PATTERNS

Medications	Medicamentos
Do you take any medication?	**¿Toma Ud. algún medicamento?**
• Prescription?	• ¿De receta?
• Over the counter?	• ¿Sin necesidad de receta?
• Other?	• ¿Otro?
Which prescription medications do you take routinely?	**¿Qué medicamentos de receta toma Ud. por rutina?**
• How often do you take them?	• ¿Con qué frecuencia los toma Ud.?
Once daily?	¿Una vez al día?
Twice daily?	¿Dos veces al día?
Three times daily?	¿Tres veces al día?
Four times daily?	¿Cuatro veces al día?
More often?	¿Con más frecuencia?
Which over-the-counter drugs do you take routinely?	**¿Qué medicamentos que no necesitan receta toma Ud. por rutina?**
• How often do you take them?	• ¿Con qué frecuencia los toma Ud.?
Once daily?	¿Una vez al día?
Twice daily?	¿Dos veces al día?
Three times daily?	¿Tres veces al día?
Four times daily?	¿Cuatro veces al día?
More often?	¿Con más frecuencia?
Which medications do you take periodically?	**¿Qué medicamentos toma Ud. periódicamente?**
Why do you take these medications?	**¿Por qué toma Ud. estos medicamentos?**
What is the dosage for each drug?	**¿Qué dosis toma Ud. de cada uno?**
How does each medication make you feel?	**¿Cómo le hace a Ud. sentirse cada uno de estos medicamentos?**
Are you allergic to any medications?	**¿Es Ud. alérgico(a) a algún medicamento?**
• Which medications?	• ¿A cuál o cuáles?
• What happens when you have an allergic reaction?	• ¿Qué le pasa a Ud. cuando tiene una reacción alérgica?
Have you ever used intravenous (I.V.) drugs?	**¿Ha usado Ud. drogas intravenosas?**
• Which ones?	• ¿Cuáles?
• Under what conditions?	• ¿Bajo qué condiciones?

Personal habits

Do you smoke or chew tobacco?
- What do you smoke?
  Cigarettes?
  Cigars?
  Pipe?
- How long have you smoked or chewed tobacco?
- How many cigarettes, cigars, or pipes of tobacco do you smoke each day?
- How much tobacco do you chew each day?
- Did you ever stop?

  How long did it last?

  What method did you use to stop?
  Do you remember why you started again?

- If you do not use tobacco now, have you smoked or chewed tobacco in the past?
  What influenced you to stop?

Do you drink alcoholic beverages?
- What type?
  Beer?
  Wine?
  Hard liquor?
- How often do you drink?
- How many drinks?
  Spread over how much time?

How often do you see a doctor for a check-up?

Nutrition

What is your typical daily diet?

What types and amounts of food do you eat at each meal?

Hábitos personales

¿Fuma Ud. o masca tabaco?
- ¿Qué fuma Ud.?
  ¿Cigarrillos?
  ¿Cigaros (puros)?
  ¿Pipa?
- ¿Hace cuánto tiempo que Ud. fuma o masca tabaco?
- ¿Cuántos cigarrillos, cigaros (puros) o pipas de tabaco fuma Ud. al día?
- ¿Cuánto tabaco masca Ud. al día?
- ¿Dejó Ud. de usar tabaco alguna vez?
  ¿Cuánto tiempo duró sin usarlo?
  ¿Qué método usó Ud. para dejar el hábito?
  ¿Recuerda Ud. por qué volvió a fumar o mascar tabaco otra vez?
- ¿Si Ud. no usa tabaco actualmente, ha fumado o mascado tabaco en tiempos pasados?
  ¿Qué influencia ejerció sobre Ud. para dejar el hábito?

¿Toma Ud. bebidas alcohólicas?

- ¿Qué tipo de bebidas?
  ¿Cerveza?
  ¿Vino?
  ¿Aguardiente?
- ¿Con qué frecuencia bebe Ud.?
- ¿Cuántas bebidas?
  ¿Durante cuánto tiempo?

¿Con qué frecuencia consulta Ud. con un médico para que le haga un reconocimiento?

Nutrición

¿Cuál es su dieta típica diaria?

¿Qué clase y qué cantidad de comestibles come Ud. en cada alimento?

What do you eat between meals?	¿Qué come Ud. entre las comidas?

## Sexual patterns	## Normas sexuales

Are you sexually active?	¿Tiene Ud. relaciones sexuales actualmente?
• Do you have more than one partner?	• ¿Tiene Ud. más de un(a) compañero(a)?
Have you noticed any change in your usual pattern of sexual functioning?	¿Ha notado Ud. algún cambio en su norma de funcionamiento sexual?
• Can you describe this change?	• ¿Puede Ud. describir este cambio?
Is your sexual preference heterosexual, homosexual, or bisexual?	¿Es su preferencia sexual heterosexual, homosexual o bisexual?
Do you or have you engaged in anal intercourse?	¿Tiene Ud. o ha tenido relaciones sexuales por el ano?

## Environment	## Medio ambiente

In what kind of environment do you work?	¿En qué clase de ambiente trabaja Ud.?
Are you exposed to any hazardous agents in your work?	¿Está Ud. expuesto(a) a agentes peligrosos?
• What are they?	• ¿Qué son?

PSYCHOSOCIAL CONSIDERATIONS

Coping skills	Habilidad de darse abasto
How would you rate your stress level?	¿Cómo clasificaría Ud. su nivel de tensión?
Have you suffered recently from emotional instability, irritability, or depression?	¿Ha sufrido Ud. últimamente de instabilidad emocional, irritabilidad o depresión?
In the past 2 years, have you experienced death of a loved one, a job change, divorce, marriage, or other major change?	¿En los últimos dos años ha sufrido la perdida de alguna persona querida, un cambio de trabajo, divorcio, casamiento u otro cambio de importancia?
How supportive are your family members and friends?	¿Cuánto sostén le dan a Ud. los miembros de su familia y sus amistades?

• How do they perceive and cope with your illness?	• ¿Cómo perciben y cómo se las arreglan con su enfermedad?

Responsibilities

Responsabilidades

What is your occupation?	**¿Cuál es su profesión o trabajo?**
Has your problem interfered with your ability to work? • How?	**¿Ha interferido su problema con su capacidad de trabajar?** • ¿Cómo?

DEVELOPMENTAL CONSIDERATIONS

For the pediatric client	**Para el (la) clinete pediátrico(a)**
Is the infant breast-fed or bottle-fed?	**¿Se le alimenta al (a la) infante con la mama o con botella?**
What type of formula do you use?	**¿Qué clase de formula usa Ud.?**
Does the child ever seem pale or lethargic?	**¿Hay veces que la criatura se ve palida o letárgica?**
Does the child sleep too much?	**¿Duerme la criatura demasiado?**
Has the child gained weight at a normal rate?	**¿Ha aumentado de peso la criatura a una proporción normal?**
Did the mother have any obstetric bleeding complications?	**¿Tuvo la madre algunas complicaciones de sangría obstétrica?**
Were the parents' blood types Rh compatible?	**¿Era la sangre de los padres de tipo Rh compatible?**
Does the child have frequent or continuous severe infections? • What kinds of infections? • How long do they last? • How are the infections treated?	**¿Tiene la criatura infecciones graves con frecuencia o continuamente?** • ¿Qué clase de infecciones? • ¿Cuánto tiempo le duran? • ¿Qué tratamiento se les da a las infecciones?
Does the child have any allergies? • To what?	**¿Tiene la criatura alguna alergia?** • ¿A qué?
Does anyone else in the family have allergies? • To what?	**¿Hay otro miembro de la familia que tenga alergias?** • ¿A qué?

Which immunizations has the child received?

¿Qué inmunizaciones se le han puesto a la criatura?

For the elderly client

Para el (la) cliente anciano(a)

Do you take walks?
- How far do you walk?
- How often?

¿Va Ud. de paseo a pie?
- ¿Qué distancia anda Ud.?
- ¿Con qué frecuencia?

Do you have any difficulty using your hands?

¿Tiene Ud. alguna dificultad en usar las manos?

Do you ever have headaches, faintness, vertigo, ringing in the ears, or confusion?
- How often do they occur?

¿Alguna vez tiene Ud. dolor de cabeza, desmayo, vertigo, zumbido en los oídos o confusión?
- ¿Con qué frecuencia le ocurren?

Have you ever had arthritis, osteomyelitis, or tuberculosis?
- When was it diagnosed?

- How was it treated?

¿Alguna vez ha tenido Ud. artritis, osteomielitis o tuberculosis?
- ¿Cuándo se le diagnosticó a Ud.?
- ¿Qué tratamiento se le dio?

What do you eat on a typical day?

¿Qué come Ud. en un día típico?

Do you cook for yourself?

¿Cocina Ud. para sí solo(a)?

CHAPTER 17

ENDOCRINE SYSTEM

CURRENT HEALTH PROBLEMS

Fatigue	Fatiga
Do you feel tired or lethargic?	**¿Se siente Ud. cansado(a) o letárgico(a)?**
• When did you first notice it?	• ¿Cuándo notó Ud. esto por primera vez?
• How long have you had it?	• ¿Hace cuánto tiempo que lo tiene?
• Does anything relieve it?	• ¿Hay algo que lo mitigue?
How would you describe it?	**¿Cómo lo describiría Ud.?**
• Constant?	• ¿Constante?
• Intermittent	• ¿Intermitente?
Does it seem to follow a pattern?	**¿Parece esto seguir una norma en particular?**
• What kind of pattern?	• ¿Qué tipo de norma?

Mental status changes	Cambios en el estado mental
Have you recently experienced any changes in your normal behavior, such as nervousness or mood swings?	**¿Ha notado Ud. últimamente algún cambio en su conducta normal, tal como nerviosidad o cambios de humor?**
• When did you first notice this?	• ¿Cuándo notó Ud. esto por primera vez?
• How long have you experienced this?	• ¿Hace cuánto tiempo que Ud. ha tenido esto?
How would you rate your memory and attention span?	**¿Cómo clasificaría Ud. su memoria y el tiempo que le dura su atención?**

Muscle twitching	Crispamiento muscular
Have you noticed any muscle twitching?	**¿Ha notado Ud. algún crispamiento muscuar?**
• Where?	• ¿Dónde?
• How long does it last?	• ¿Cuánto tiempo le dura a Ud.?
• When did you first notice the twitching?	• ¿Cuándo notó Ud. el crispamiento por primera vez?
How would you describe it?	**¿Cómo lo describiría Ud.?**

- Constant?
- Intermittent?

Does it seem to follow a pattern?
- What kind of pattern?

Do you feel any numbness or tingling in your arms or legs?

Polydipsia

How much liquid do you drink each day?

Have you noticed feeling unusually thirsty lately?
- When did you first notice this?
- How long have you had this?

Polyuria

How many times do you urinate each day?

Have you noticed an increase in the amount of urine you pass?
- How much of an increase?
- When did you first notice this?
- How long have you had this?

Weakness

Do you feel weak?
- When did you first notice it?

- How long have you had it?

- Does anything relieve it?

How would you describe it?
- Constant?
- Intermittent?

Does it seem to follow a pattern?

- What kind of pattern?

- ¿Constante?
- ¿Intermitente?

¿Sigue una norma en particular?
- ¿Qué tipo de norma?

¿Siente Ud. algún adormecimiento o hormigueo en los brazos o las piernas?

Polidipsia

¿Cuánto liquido bebe Ud. al día?

¿Ha tenido Ud. una sed extraordinaria últimamente?
- ¿Cuándo notó Ud. esto por primera vez?
- ¿Hace cuánto tiempo que Ud. ha tenido esto?

Poliuria

¿Cuántas veces al día orina Ud.?

¿Ha notado un aumento en la cantidad de orina que Ud. pasa?
- ¿Cuánto ha aumentado?
- ¿Cuándo notó Ud. esto por primera vez?
- ¿Hace cuánto tiempo que lo tiene?

Debilidad

¿Se siente Ud. débil?
- ¿Cuándo notó Ud. esto por primera vez?
- ¿Hace cuánto tiempo que lo tiene?
- ¿Hay algo que lo mitigue?

¿Cómo lo describiría Ud.?
- ¿Constante?
- ¿Intermitente?

¿Sigue Ud. una norma en particular?
- ¿Qué tipo de norma?

Is the weakness generalized or confined to a specific area or areas? • Where?	¿Es la debilidad general o se limita a una o algunas áreas en particular? • ¿Dónde?

Weight changes	**Cambios de peso**

Have you recently gained weight unintentionally? • How much? • Over what time period?	**¿Ha aumentado Ud. de peso últimamente sin intención?** • ¿Cuánto? • ¿Durante cuánto tiempo?

Have you recently lost weight unintentionally? • How much? • Over what time period?	**¿Ha perdido peso Ud. últimamente sin intención?** • ¿Cuánto? • ¿Durante cuánto tiempo?

MEDICAL HISTORY

Have you ever had a skull fracture or repeated fractures in other areas of the body? • When? • How was it treated?	**¿Ha tenido Ud. alguna vez una fractura del cráneo o repetidas fracturas en otras partes del cuerpo?** • ¿Cuándo? • ¿Qué tratamiento se le o les dio?

Have you ever had surgery? • When? • Why? • Did you have any complications after the surgery?	**¿Ha tenido Ud. cirugía alguna vez?** • ¿Cuándo? • ¿Por qué? • ¿Sufrió Ud. complicaciones después de la cirugía?

Have you ever had radiation treatments? • Why?	**¿Ha tenido Ud. alguna vez tratamienos de radiación?** • ¿Por qué?

Have you ever had a brain infection, such as meningitis or encephalitis? • When? • How was it treated?	**¿Ha tenido Ud. alguna vez una infección del cerebro, tal como meningitis o encefalitis?** • ¿Cuándo? • ¿Qué tratamiento se le dio?

What was your growth pattern?	**¿Cuál fue su progreso de crecimiento?**

Were you considered tall or short for your age?
• Did you have any growth spurts?
    When?
	¿Se le consideraba a Ud. ser alto(a) o bajo(a) para su edad?
	• ¿Tuvo Ud. momentos repentinos de crecimiento?
	    ¿Cuándo?

To what degree?

¿A qué grado?

Have you ever been diagnosed as having an endocrine, or glandular, problem?
- What was the problem?
- When was it diagnosed?

- How was it treated?

¿Se le ha diagnosticado a Ud. alguna vez el tener un problema endocrino o glandular?
- ¿Cuál fue el problema?
- ¿Cuándo se le diagnosticó a Ud.?
- ¿Qué tratamiento se le dio?

Have you had any changes in your skin, such as acne, increased or decreased oiliness or dryness, or changes in color?

- When?

¿Ha tenido Ud. algunos cambios de la piel, tal como acné, aumento o disminución de la oleosidad o sequedad o cambio de color?
- ¿Cuándo?

Do you bruise more easily than you used to?

¿Le salen a Ud. cardenales con mayor facilidad que antes?

Have you noticed any increase in the size of your hands or feet?

¿Ha notado Ud. algún aumento en el tamaño de las manos o de los pies?

Do your fingernails and toenails ever seem brittle?

¿Le parece a Ud. que hay veces que las uñas de las manos y de los pies están quebradizas?

- Have they thickened or separated from your fingers and toes?

- ¿Ha aumentado el grueso de las uñas o se han separado de los dedos de la mano y del pie?

Have you noticed any change in the amount and distribution of your body hair?
- When?
- What kind of change?

¿Ha notado Ud. algún cambio en la cantidad de y la distribución de cabello en el cuerpo?
- ¿Cuándo?
- ¿Qué tipo de cambio?

Has your voice deepened or otherwise changed?

¿Ha bajado el tono de su voz o ha cambiado de alguna otra manera?

Have you ever had neck pain?

¿Ha tenido Ud. alguna vez dolor de cuello?

- Does your neck seem larger than normal?
  Have you noticed that your shirts or blouses are tighter at the neck?

- ¿Le parece a Ud. que su cuello es más ancho de lo normal?
  ¿Ha notado Ud. que sus camisas o blusas le quedan más apredadas al cuello que antes?

Have you had any visual problems, such as double or blurred vision?

¿Ha tenido Ud. algunos problemas con la visión, tal como visión doble o nublada?

Do your eyes ever burn or feel "gritty" when you close them?	¿Hay veces que los ojos le arden o se sienten arenosos cuando Ud. los cierra?
• When does this occur?	• ¿Cuándo ocurre esto?
Have you ever felt as though your heart was racing for no reason?	¿Hay veces que Ud. siente que el corazón le late a un ritmo exagerado sin motivo?
Have you ever been told you have high blood pressure?	¿Se le ha dicho a Ud. alguna vez que tiene una presión sanguinea alta?
• When was it diagnosed?	• ¿Cuándo se le diagnosticó?
• How was it treated?	• ¿Qué tratamiento se le dio?
Have you ever had seizures?	¿Ha tenido Ud. alguna vez ataques?
• What type?	• ¿De qué tipo?
• Under what circumstances?	• ¿Bajo qué circunstancias?
Do you often have headaches?	¿Tiene Ud. dolores de cabeza con frecuencia?
• How often?	• ¿Con qué frecuencia?
Do you ever have sudden, severe headaches that go away gradually?	¿Tiene Ud. alguna vez repentinos dolores de cabeza que se desaparecen gradualmente?

FAMILY HISTORY

Does anyone in your family have any of the following:	¿Hay algún miembro de su familia que sufra de alguna de las siguientes:
• Diabetes mellitus?	• ¿Diabetes melitus?
• Thyroid disease?	• ¿Enfermedad de la glándula de tiroides?
• High blood pressure?	• ¿Alta presión sanguínea?
• Elevated blood fats?	• ¿Sangre con alto nivel de adiposos?
What was the problem?	¿Qué fue el problema?
When was it diagnosed?	¿Cuándo se le diagnosticó?
How was it treated?	¿Qué tratamiento se le dio?

HEALTH PATTERNS

Medications	Medicamentos
Do you take any medications?	¿Toma Ud. algún medicamento?
• Prescription?	• ¿De receta?
• Over the counter?	• ¿Sin necesidad de receta?
• Other?	• ¿Otro?

Which prescription medications do you take routinely?	**¿Qué medicamentos de receta toma Ud. por rutina?**
• How often do you take them?	• ¿Con qué frecuencias los toma?

Once daily?
Twice daily?
Three times daily?
Four times daily?
More often?

¿Una vez al día?
¿Dos veces al día?
¿Tres veces al día?
¿Cuatro veces al día?
¿Con más frecuencia?

Which over-the-counter medications do you take routinely?

¿Qué medicamentos que no necesitan receta toma Ud. por rutina?

• How often do you take them?

• ¿Con qué frecuencia los toma Ud.?

Once daily?
Twice daily?
Three times daily?
Four times daily?
More often?

¿Una vez al día?
¿Dos veces al día?
¿Tres veces al día?
¿Cuatro veces al día?
¿Con más frecuencia?

Which medications do you take periodically?

¿Qué medicamentos toma Ud. periódicamente?

Why do you take these medications?

¿Por qué toma Ud. estos medicamentos?

What is the dosage for each medication?

¿Cuál es la dosis para cada uno de ellos?

How does each medication make you feel?

¿Cómo le hace a Ud. sentirse cada uno de estos medicamentos?

Are you allergic to any medications?

¿Es Ud. alérgico(a) a algún o algunos medicamentos?

• Which medications?
• What happens when you have an allergic reaction?

• ¿A qué medicamentos?
• ¿Qué le pasa a Ud. cuando tiene una reacción alérgica?

Personal habits

Hábitos personales

Do you smoke or chew tobacco?

¿Fuma Ud. o masca tabaco?

• What do you smoke?
  Cigarettes?
  Cigars?
  Pipe?
• How long have you smoked or chewed tobacco?

• ¿Qué fuma Ud.?
  ¿Cigarrillos?
  ¿Cigaros (puros)?
  ¿Pipa?
• ¿Hace cuánto tiempo que fuma o masca tabaco?

- How many cigarettes, cigars, or pipes of tobacco do you smoke each day?
- How much tobacco do you chew each day?
- Did you ever stop?

  How long did it last?

  What method did you use to stop?
  Do you remember why you started again?

- If you do not use tobacco now, have you smoked or chewed tobacco in the past?
  What influenced you to stop?

Do you drink alcoholic beverages?
- What type?
  Beer?
  Wine?
  Hard liquor?
- How often do you drink?

- How many drinks?
  Spread over how much time?

Do you often have constipation or frequent stools?

- How frequently does it occur?

What are your normal work or school hours?

Do you have enough time for breaks and meals?

Sleep patterns

Have you been sleeping more or less than usual?

- ¿Cuántos cigarrillos, cigaros (puros) o pipas de tabaco fuma Ud. al día?
- ¿Cuánto tabaco masca Ud. al día?
- ¿Dejó Ud. de fumar o mascar tabaco alguna vez?

  ¿Cuánto tiempo duró sin fumar o mascar tabaco?

  ¿Qué método usó Ud. para dejar el hábito?
  ¿Recuerda Ud. por qué volvió a fumar o mascar tabaco?

- ¿Si Ud. no usa tabaco actualmente, ha fumado o mascado tabaco en tiempos pasados?
  ¿Qué influencia ejerció sobre Ud. para dejar el hábito?

¿Toma Ud. bebidas alcohólicas?

- ¿Qué clase de bebidas?
  ¿Cerveza?
  ¿Vino?
  ¿Aguardiente?
- ¿Con qué frecuencia bebe Ud.?
- ¿Cuántas bebidas?
  ¿Durante cuánto tiempo?

¿Con frecuencia está Ud. estriñido(a) o tiene evacuaciones intestinales a menudo?
- ¿Con qué frecuencia ocurren?

¿Cuáles son normalmente sus horas de trabajo o de escuela?

¿Tiene Ud. suficiente tiempo para sus ratos de descanso y para tomar sus alimentos?

Normas de dormir

¿Duerme Ud. más o menos de los usual?

Do you find yourself waking up at night to urinate?
• How often does this occur?

¿Despierta Ud. por la noche para orinar?
• ¿Con que frecuncia ocurre esto?

Activities

Actividades

Do you exercise?

¿Hace Ud. ejercicio?

What type of exercise do you perform?

¿Qué tipo de ejercicio hace Ud.?

How regularly do you exercise?

¿Con qué regularidad hace Ud. ejercicio?

Have you had any difficulty exercising lately?

¿Ha tenido Ud. dificultad en hacer ejercicio últimamente?

Nutrition

Nutrición

Has your appetite increased or decreased recently?
• When did you first notice the change?

¿Ha aumentado o aminorado su apetito últimamente?
• ¿Cuándo notó Ud. el cambio por primera vez?

What did you eat in a day before your appetite changed?

¿Qué comía Ud. en el curso de un día antes de que cambiara su apetito?

What do you eat now?

¿Qué come Ud. en la actualidad?

PSYCHOSOCIAL CONSIDERATIONS

Coping skills

Habilidad de darse abasto

Do you have less interest in people, things, and activities than you used to?

¿Tiene Ud. menos interés en las personas, las cosas y las actividades de lo que antes tenía?

Do you ever feel depressed for no particular reason?

¿Se siente Ud. a veces deprimido(a) sin tener algún motivo?

Have you been feeling under more stress lately?

¿Se siente Ud. estar bajo más tensión últimamente?

Can you talk about what may be causing this stress?

¿Puede Ud. hablar sobre lo que pudiera causarle esta tensión?

Does your current problem seem to be related to this stress?

¿Cree Ud. que su problema actual se relaciona con esta tensión?

What is your image of yourself?	¿Cuál es su autoimagen de sí mismo(a)?
Do you think your problem will get better or worse?	¿Cree Ud. que su problema se mejorará o empeorará?
What bothers you most about your problem?	¿Qué es lo que más le preocupa de su problema?
Do you have family members or close friends that you can ask for help when you need it?	¿Tiene Ud. miembros de la familia o amigos(as) íntimos(as) con quienes Ud. pueda contar si necesita pedirles ayuda?

Responsibilities / Responsabilidades

What is your approximate yearly or monthly household income?	¿Aproximadamente cuánto es el ingreso anual o mensual de su familia?
Do you have health insurance?	¿Tiene Ud. una póliza de seguro de salud?
What is your occupation?	¿Cuál es su profesión o su trabajo?
Does your current health problem interfere with your work?	¿Interfiere con su trabajo su problema actual?

DEVELOPMENTAL CONSIDERATIONS

For the pediatric client / Para el (la) cliente pediátrico(a)

Has the child's activity level changed?	¿Ha cambiado el nivel de actividad del (de la) niño(a)?
• Describe a typical day before this change and a typical day now.	• Describa Ud un día típico antes del cambio y un día típico en la actualidad.
Have you ever been told that the child's growth and development are above or below normal rates?	¿Se le ha dicho a Ud. alguna vez que el crecimiento y el desarrollo de la criatura es más alto o más bajo del promedio normal?
• Who told you?	• ¿Quién se lo dijo a Ud.?
Has the child lost weight, been excessively thirsty or hungry, or been urinating frequently?	¿Ha perdido peso la criatura, ha tenido excesiva sed o hambre o ha orinado con frecuencia?
• When did you first notice these changes?	• ¿Cuándo notó Ud. estos cambios por primera vez?

For the pregnant client

Have you ever been told you had diabetes during this or any previous pregnancy?

Have you ever given birth to an infant weighing more than 10 lb (4.5 kg)?
- How much did the infant weigh?

Para la cliente embarazada

¿Se le ha dicho a Ud. que tiene diabetes durante este embarazo o la tuvo durante cualquier otro previo embarazo?

¿Alguna vez dio a luz Ud. a un(a) infante que pesó mas de 10 libras (4.5 kilos)?
- ¿Cuánto pesó el (la) infante?

THERAPEUTIC DRUG CLASSIFICATIONS

Analgesic	Analgésico
Anesthetic	Anestético
Antacid	Antiácido
Antiamebic agent	Agente antiamebiano
Antianginal agent	Agente antianginal
Antianxiety agent	Agente ansiolítico
Antiarrhythmic agent	Agente antiarrítmico
Antibiotic	Antibiótico
Anticancer agent	Agente anticarcinógeno
Anticoagulant	Anticoagulante
Anticonvulsant	Anticonvulsivante
Antidepressant	Antidepresivo
Antidiarrheal	Antidiarreico
Antiemetic	Antiemético
Antifungal agent	Agente antifúngico
Antigout agent	Agente antigota
Anthelmintic	Antihelmíntico
Antihemorrhagic agent	Agente antihemorrágico
Antihistamine	Antihistamínico
Antihyperlipemic agent	Agente hiperlipemico
Antihypertensive agent	Agente antihipertensico
Anti-inflammatory agent	Agente antiinflamatorio
Antimalarial agent	Agente antimalárico
Antiparkinsonian agent	Agente antiparkinsoniano
Antipsychotic agent	Agente antipsicótico
Antipyretic	Antipirético
Antiseptic	Antiséptico

Antispasmodic	Antiespasmódico
Antithyroid agent	Agente antitiroideo
Antituberculosis agent	Agente antituberculoso
Antitussive agent	Agente antitusígeno
Antiviral agent	Agente antiviral
Appetite stimulant	Estimulante para el apetito
Appetite suppressant	Supresor de apetito
Bronchodilator	Broncodilatador
Decongestant	Descongestivo
Digestant	Digestivo (agente que estimula la digestión)
Digitalis	Digital
Disinfectant	Desinfectante
Diuretic	Diurético
Emetic	Emético
Fertility agent	Agente para la fertilidad
Hematinic	Hematinático
Hypnotic	Hipnótico
Insulin	Insulina
Laxative	Laxante
Muscle relaxant	Relajante de músculos
Oral contraceptive	Anticonceptivo oral
Oral hypoglycemic agent	Agente hipoglucémico oral
Oxytocic	Oxitócico
Sedative	Sedante
Steroid	Esteroide
Thyroid hormone	Hormona de la glándula tiroides
Tranquilizer	Tranqulizador
Vaccine	Vacuna
Vasodilator	Vasodilatador
Vitamin	Vitamina